子どもの健康と安全

中根淳子／佐藤直子 編著

北川好郎／濱口典子／森本惠美子

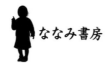

ななみ書房

はじめに

　今般の保育士養成課程等の見直しに基づき，ななみ書房では新版を発行するに至りました。子どもを取りまく環境は目まぐるしく変化していて，保育士養成においてはその変化に即応しながら子どもの最善のために尽力できる人材育成の方法が模索されています。

　これまで保育士養成課程においては「子どもの保健Ⅰ」「子どもの保健Ⅱ」の中に，子どもの心理的側面の理解に関すること，精神保健に関すること，乳幼児の養護の実際などかなり多くの事柄が盛り込まれていました。この度の改正により『子どもの保健（講義2単位）』『子どもの健康と安全（演習1単位）』に再編され，子どもの身体発育・発達の理解や健康状態の把握，疾病や事故の予防や対応など，保育における保健的対応に必要な基礎的事項を学ぶ科目として再編されました。「子どもの保健Ⅰ」「子どもの保健Ⅱ」に含まれていた内容は下記の新設科目や充実を図った科目に再編され，それらの科目とともに子ども理解をすすめることになりました。

　　「子どもの保健Ⅰ」「子どもの保健Ⅱ」に含まれていた内容の移行及び充実
　　　　「保育の心理学（講義2単位）」
　　　　「こども家庭支援の心理学（講義2単位）」
　　　　「乳児保育Ⅰ（講義2単位）」「乳児保育Ⅱ（演習1単位）」

　また，『子どもの保健』『子どもの健康と安全』は改定後の保育所保育指針や「保育所における感染症対策ガイドライン」を始めとした厚生労働省による各種ガイドラインを踏まえて教授することが求められています。それにより学生の皆さんが高い水準の均質化した知識やスキルを身につけることができます。

　保育に関する各種ガイドラインについては，目次の後に意義や概要の一覧表を添付しましたので活用してください。

　新版の著者には新たに，発達に問題のある子どもやその家族の診療を専門としている現役の小児科医，濱口典子先生に参加していただきました。さらに，幼稚園歯科医でもある平岩先生にコラムを書いていただいたことにより学際的になり，より実践力のある学生を育てることができるのではと思います。

　「子どもの保健Ⅰ」「子どもの保健Ⅱ」で初登場したキャラクター，マッシーとココも犬も引き続き頑張っております。また，今回は『子どもの健康と安全』に新キャラクター「まめちゃん」が登場しました。ココも犬やまめちゃんは，関連する他のページを見てより広く，あるいは深く学習することを助けるキャラクターです。

皆様のご協力，ご助言により，新版発行に至りましたことを重ねて心から御礼申し上げます。

編著者　中根　淳子
佐藤　直子

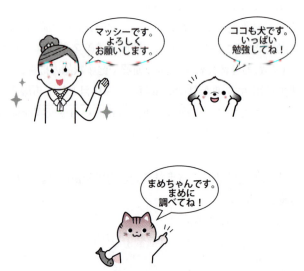

『子どもの健康と安全』に新登場

もくじ

はじめに

第1章　保健的観点を踏まえた保育環境及び援助

１　子どもの健康と保育の環境 ……………………………………9

1 保育における保健的環境　9

2 保健的環境を作る保健活動　9

3 保健活動の実際　10

２　子どもの健康に関する個別的対応と
　　集団全体の健康及び安全の管理 ……………………………10

1 個の健康と集団の保健　10

2 子どもの健康及び発育発達状態の把握　11

　1 健康診断と活用　11

第2章　保育における健康及び安全の管理

１　衛生管理 ………………………………………………………15

1 屋内施設の衛生管理　16

1 保育室　16	**2** 温度・湿度　16
3 採　光　16	**4** 騒　音　17
5 乳児の保育施設　17	**6** 手洗い場　18
7 トイレ　18	**8** 医務室・保健室（静養や隔離）　19
9 飲料水の管理　19	**10** 調理室　19

　●コラム《日光浴》　20

2 屋外施設の衛生管理　20

1 屋外遊戯場　20	**2** 砂場・動物飼育小屋　20
3 プール　21	

4 その他の施設外活動での衛生管理　22

3 日常の清潔保持と消毒　22

1 子どもの清潔　22	**2** 歯ブラシ・歯みがきコップ　23
3 おもちゃの衛生　23	**4** 清潔・洗浄と消毒　23

２　事故防止及び安全対策 ………………………………………25

1 保育中の事故　25

　1 死亡原因の上位にある不慮の事故　25

2 保育中の事故の実際　26

2 事故防止と安全対策　27

1 要因からの安全対策　27　　**2** 安全教育　28

3 危機管理 ……………………………………………29

1 危機管理の意味と目的　29

2 危機管理への取り組み方　29

3 危機管理の実際　29

4 災害への備え ………………………………………31

1 非常災害などへの取り組みの実際　31

2 防災計画と避難訓練　33

第3章　子どもの体調不良に対する適切な対応

1 体調不良や傷害が発生した場合の対応　……………………37

2 子どもに起こりやすい体調不良とケア　………………38

1 発　熱　38

　●コラム《脱水症》　40

2 嘔　吐　41

　●コラム《嘔吐物の処理方法》　42

3 下　痢　43

4 咳　45

　●コラム《咳エチケット》　47

5 腹　痛　47

6 便　秘　48

7 発　疹　49

8 頭　痛　51

　●コラム《保育所等で薬を与えること》　52

3 子どもに起きやすい事故の応急処置　…………………54

1 ショック　54

1 ショックの徴候　54　　**2** ショックの応急手当　54

2 出血と止血法　54

1 出血の状況と全身状態の観察　54

2 止血の実際　55

3 傷の危険性と応急手当　55

1 切り傷　55　　**2** 刺し傷・咬み傷　55

3 すり傷　56

4 はさんだ傷・つぶれた傷（挫滅創），打ち身（打撲傷）　56

4 頭部外傷・頭部打撲　56

　1 心配な場合の応急手当　56

　2 ほぼ，心配がないと思われる場合の応急手当　57

5 熱　傷　57

　1 熱傷の危険性　57　　　　　**2** 熱傷の程度　57

　3 応急手当　58

6 熱中症　58

　1 熱中症が起こる仕組み　58　　**2** 環境要因　59

　3 症状と重症度　59　　　　　**4** 応急手当　59

　5 予　防　60

7 異物の誤飲　61

　1 身のまわりで，よく誤飲されている物　61

　2 誤飲が疑われる場合　61　　　**3** 応急手当　62

8 目・耳・鼻の異物　62

　1 目の異物　62

　●コラム《歯に強い保育士になろう》－口腔外傷と応急手当編　63

　2 耳の異物　64　　　　　　　**3** 鼻の異物　64

9 突き指・捻挫・脱臼・骨折等　64

　1 突き指　65　　　　　　　　**2** 肘内障　65

　3 捻挫・骨折・脱臼　66

10 鼻　血　66

　1 応急手当　66

4 救急処置及び蘇生法　………………………………………67

1 子どもの救急法　67

　1 一次救命処置の実際　67　　　**2** 気道異物の除去　74

第4章　感染症対策

1 感染症の集団発生の予防　………………………………………79

1 感染症の予防の基本　79

2 予防接種　79

　1予防接種の種類　83

2 感染症発生時と罹患後の対応　………………………………84

1 子どもの様子を観察し，症状の緩和に努める　84

2 保護者の指導　84

3 出席停止の日数の数え方　85

4 感染経路による対応　86

1 飛沫感染　86　　　　　**2** 空気感染　86

3 接触感染　86　　　　　**4** 経口感染　87

5 血液媒介感染　87　　　**6** 蚊媒介感染　87

③ 感染症の迅速検査　………………………………………87

第5章　保育における保健的対応

① 保育における保健的対応の基本的な考え方　………………89

1 個々の子どもの健康・安全と保健的対応　89

2 保育所全体の健康・安全と保健的対応　90

3 子ども自身の健康意識，心身の機能の向上　90

② 3歳未満児への対応　………………………………………90

1 乳児の特徴と保健的対応　90

2 保健的観点からの1歳以上3歳未満児の特徴　91

3 3歳未満児の養護の実際　92

1 抱き方・背負い方　92　　　**2** 子どもの寝かせ方　93

● コラム《保育所でのSIDSへの対応》　94

3 排泄の世話　95　　　　　**4** 食事の与え方　98

5 身体の清潔　105　　　　　**6** 外気浴　109

7 衣服・靴　110

③ 個別的な配慮を要する子どもへの対応　……………………112

1 熱性痙攣，てんかん　112

2 アレルギー性疾患　113

1 食物アレルギー　113　　　**2** 気管支喘息　115

3 心疾患　115　　　　　　　**4** 腎疾患　116

5 内分泌疾患　116

④ 障害のある子どもへの対応　………………………………117

1 障害のある子ども　117

1 精神発達に関する障害　117　**2** ダウン症候群　118

3 肢体不自由児　118　　　　**4** 視覚・聴覚障害　118

5 口唇口蓋裂　119

第6章　健康及び安全の管理の実施体制

① 職員間の連携　………………………………………………121

1 職員間の連携・協働と組織的取組　121
　1 組織におけるよりよい連携　121
　2 他の職種との協働　122
2 保育における保健活動の計画及び評価 ……………………123
　1 保健計画の作成と活用　123
　　1 保健計画の作成　123　　**2** 保健計画の活用　123
　2 保健活動の記録と自己評価　126
　　1 記録の要点　126　　**2** 評価と展開　126
3 母子保健・地域保健における自治体との連携 ……………127
　1 主な母子保健対策と保育　127
　　1 「健やか親子21（第2次）」　127
　　2 母子保健対策　128
4 家庭・専門機関・地域の関係機関等との連携 ……………134
　1 子ども・子育て支援の制度　134
　　1 教育・保育の場の拡充　134
　　2 すべての子育て家庭を対象とした支援　134
　2 専門機関・地域との連携　135
　　1 児童虐待防止のための連携　135
　　2 障害等のある子どもに関する連携　136
　　3 小学校との連携　136

●資料
　子どもの権利条約　141
　保育所保育指針（抄）　142
　児童福祉施設の設備及び運営に関する基準（抄）　144
　児童福祉施設等における児童の安全の確保について（抜粋）　153
　児童虐待の防止等に関する法律（抄）　154

【執筆者】
　第1章　［佐藤直子］，　第2章　［佐藤直子］
　第3章**1** **2**　［中根淳子］，　**3** **4**　［北川好郎］，　第4章　［濱口典子］
　第5章**1** **2** - **1** **2** **3**　［中根淳子］，　**2** - **3**　［森本惠美子］，
　　　　3 **4**　［北川好郎］
　第6章**1** **3** **4**　［中根淳子］，　**2** **3** **4**　［佐藤直子］

● 保育に関連する各種ガイドラインについて

　『子どもの健康と安全』を学ぶにあたり，子どもの命と健康を守るために作られたいくつかのガイドラインを理解することが望まれている。
　これらのガイドラインは，保育の質の確保と向上のため関係省庁が施設長・医師・看護師・研究者・保護者などを招集して検討会を行い調査研究の元に作成されている。すなわち，現場の声を聴き関係専門職が検討して保育者が具体的な対応方法と取り組みを共通理解するとともに，保護者も含め保育を取り巻く関係機関が連携しながら組織的に取り組むことができるようにしている。このことは，幼稚園や各種子ども園などで保育をする場合でも直属の法令を遵守するとともに重要である。

保育所における感染症対策ガイドライン →
- 乳幼児の特性を踏まえた，保育所における感染症対策の基本を示している

　具体的な感染症と主な対応・保育所における消毒の種類と方法・子どもの病気・医師の意見書及び保護者の登園届など
　　　　　　　　　　　　　　　（厚生労働省　2018年改訂版）

保育所におけるアレルギー対応ガイドライン →
- アレルギー疾患を有する子どもの適切な対応方法や保育での取り組みを示している

　各種アレルギー疾患の実態・アレルギー疾患各論・食物アレルギーへの対応・アレルギー疾患の共通理解と関係者の役割など
　　　　　　　　　　　　　　　（厚生労働省　2019年改訂版）

保育所における食事の提供ガイドライン →
- 乳幼児の発育及び発達の過程に応じて計画的な食事の提供や食育の実施、食に関わる環境の配慮などを示している

　子どもの食をめぐる現状・食事の提供の意義・食事の提供の具体的な在り方・食事の提供の評価についてなど
　　　　　　　　　　　　　　　　　　（厚生労働省　2013年）

教育，保育施設などにおける事故防止および事故発生時の対応のためのガイドライン →
- 教育・保育施設での重大な事故防止及び事故発生時の対応を示している

　事故発生防止（予防）のための取り組み・事故再発防止のための取り組み・事故発生時の段階的な対応など
　　　　　　　　　　　（内閣府　文部科学省　厚生労働省　2016年版）

★各種ガイドラインは、改訂されるため最新のものを確認する

第1章
保健的観点を踏まえた保育環境及び援助

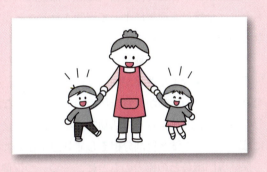

1 子どもの健康と保育の環境

1 保育における保健的環境

　子どもは環境によって発育し，さらに子ども自身が環境に働きかけながら発育するものである。

　保育の環境には，親・保育士・幼稚園教諭などの人的環境，施設や遊具などの物的環境・自然環境・社会的環境ならびに家庭的環境など，子どもと相互にかかわり合うすべてが保育の環境である。

　この環境は，衛生的で安全であることが必要である。そのため保育の環境は同時に保健的環境であることが重要であり，これを除いて保育は成立しない。

2 保健的環境を作る保健活動

　望ましい保健的環境は，計画的に構成され，それぞれの場面に応じた配慮と工夫のもとに，適切に運営されることによって「環境」となり得る。

　この「適切に運営されること」とは，継続した保健活動である。保育所保

> **求められる保健活動：**
> 巻末資料　保育所保育指針第3章（p.143）参照

育指針は，健康及び安全について求められる保健活動を示している。

3　保健活動の実際

　子どもの健康と安全を確保する保健活動は，最高責任者である施設長のもとに，全職員が共通した認識をもち，地域の関係諸機関と連携して行われる事が重要である。

　保健活動は，保健専門職員（医師・保健師・看護師など）の参加と助言のもとに，全職員の連携（れんけい）によって展開されることが望ましい。保健師や看護師などが配置されている場合は，その専門性を生かした対応が可能である。

　実際の保健活動は，養護と教育の全領域にわたりそれぞれの場面で，いろいろな形で保育士や教諭が関わり行われていく。そのためには保健活動計画を立て，個々の活動が保育全体の中でどのような意味を持つのかを考え，自分の役割と範囲を自覚して活動できる体制を確立しなければならない。そこには，適切な方法と役割分担そして共通認識による連携が必要になる。

> **保健活動計画：**
> 第6章／②保育における保健活動の計画及び評価を確認しよう

> **適切な方法：**
> 保健・衛生・安全に関して適切な方法を理解して身につけなくてはならない。そのためには，第2章保育における健康及び安全の管理を熟知しなければならない。

　保健専門職員との協力のもとに，一つ一つ保健活動を自然で健全な発育・発達の中に位置づけ，行った活動を評価することで，保育専門職ならではの保健活動が展開できる。

2　子どもの健康に関する個別的対応と集団全体の健康及び安全の管理

1　個の健康と集団の保健

　保育施設は，子どもが一日の生活の大半を過ごすところであり，子どもの安全と生命の保持のもとに，快適で健やかな生活と健全で正常な発育と発達が保障されなければならない。そこでは，一人の子どもの健康状態が集団の保健に影響することがあり，また集団の保健状態が一人の子どもに影響を与えることもある。そのため，"個"と"集団"の両方向の視野に立って対応や予測した保育をすることが重要である。

　それでは，保育施設でインフルエンザのような症状がみられる子どもがいた時の対応から"個と集団"のとらえ方を学んでみる。

インフルエンザ（感染症）流行時の保健活動

> インフルエンザの診断を受けて欠席している子が数名いる中，
> 4歳児が 38.0 度の発熱のため元気がない。

個の対応	集団の対応
・インフルエンザを想定し医務室や休養スペースに隔離する。 ・健康状態を細かく観察し症状に応じて対応（冷却枕の使用・保温・水分補給など）する。 ・保護者に連絡し速やかに医師の診察が受けられるようにする。	・各クラスの子どもたちの健康状態（熱・せき・鼻水など）を確認する。 ・このシーズンのインフルエンザに罹った子や予防接種の有無を把握する。 ・インフルエンザで欠席の多いクラスや乳児クラスの保育方法を検討する（複数クラス，あるいは全園的な活動の制限）。 ・保護者に保育施設での欠席状況や子どもの症状を丁寧に説明する。 ・インフルエンザの発生状況を掲示し保護者全員に伝える。

　個の対応としては，症状の見られた子どもに対して，診断がつくまで感染力のあることを想定して，症状の経過をしっかりと見守り安静に保ち，感染が広がらないように速やかに隔離する。このように，個の対応が集団の感染拡大防止につながっている。

　集団の対応としては，速やかに情報を共有し（各クラスに知らせる）情報を収集し（子どもと職員の体調や欠席状況・予防接種の有無の確認など）集団で生活している場である保育施設で，人から人への感染が拡大しない保育を判断し実施する（複数クラス，あるいは全園的な活動の制限・うがいや手あらいの徹底・加湿や空気の入れ換え・保護者との情報の共有など）。このように，集団に対する対応がすなわち，個の対応につながっている。

　個の健康と集団の保健とは，一人一人の子どもの健康と安全がしっかりと守られ，そのうえに集団としての健康と安全が確保されるものであることが，理解されるところである。

2　子どもの健康及び発育発達状態の把握

　一人一人の子どもの健康と安全を守るためには，子どもの健康状態ならびに発育および発達状態について，定期的・継続的に，また，必要に応じて随時把握することが必要である。

❶　健康診断と活用

　児童福祉施設における入所児童の健康診断は「児童福祉施設の設備及び運営に関する基準」第 12 条により，入所時ならびに少なくとも 1 年に 2 回，

必要に応じて臨時の健康診断を行わなければならない。入所時の健康診断は，通常入所前に行う。年度初回の定期健康診断は6月30日までに行うが，入所した年度においては入所時健康診断に代えることができる。

★【検査項目】（学校保健安全法施行規則による）

表1-1
学校保健安全法施行規則
（健康診断における検査項目）

| ① 身長及び体重 |
| ② 栄養状態 |
| ③ 脊柱及び胸郭の疾病及び異常の有無並びに四肢の状態 |
| ④ 視力及び聴力 |
| ⑤ 眼の疾病及び異常の有無 |
| ⑥ 耳鼻咽頭疾患及び皮膚疾患の有無 |
| ⑦ 歯及び口腔の疾病及び異常の有無 |
| ⑧ 結核の有無 |
| ⑨ 心臓の疾病及び異常の有無 |
| ⑩ 尿 |
| ⑪ その他の疾病及び異常の有無 |

健康診断：
『子どもの保健』第3章
／③発育・発達の把握と健康診断／❶健康診断（p.64）参照

健康診断に使用する物品，各検査の注意点などは，学校保健安全法・学校保健安全法施行令・学校保健安全法施行規則・その他，関連の通達や通知などで定められている。実際には，健康診断を執り行う医師が必要とする準備が一番大切である。これは，医師と保育者が子どもの情報を共有しながら複数の子どもたちが健康診断を適切に受けるために重要なことである。

❶ 入所（園）前健診

成長・発達を確認し，集団生活で留意が必要であるかを診断してもらう。健診前に身体計測を行うとともに，出生から現在までの成長発達を母子健康手帳や保護者・子どもから確認し，医師が診察に必要な情報を得られるようにする。

❷ 定期健診
●春　季
　新年度の様子から，内科的診察をはじめ，身体発育や運動機能・言葉の発達状況などの診察を受ける。
●プール前（5〜6月）
　内科的診察の他，夏季の遊びに支障がないか，皮ふや耳・目などの診察を依頼し，医師の見立や意見のある場合は，保護者に専門医の治療を奨める。
●秋季（9〜10月）
　内科的診察を受けながら，春からの身体発育や運動機能・言葉の発達状況を踏まえて，保育者が相談したいことや問題点がある場合，医師

に伝え，結果を保護者に伝える。

❸ 歯科検診

　むし歯のほか，かみ合わせや歯のみがき具合など，子どもの生活背景に及ぶ相談ができるようにする。治療が必要な判断があった場合は，保護者に説明し治療を奨める。

❹ その他の健診

● **臨時検診**

　　感染症や食中毒の大流行・大きな災害・事件・その他，施設長が必要とした場合などに，子どもの心身の健康状態を把握するために実施する。

● **市区町村の集団健診や主治医の健診や診察**

　　子どもの身体発育や運動機能・言葉の発達状況を共有してより良い成長発達につなげる。

　健康診断の結果は，嘱託医や看護師などと連携して保護者に通知する。必要な場合は，医療機関の受診や療育機関の支援が受けられるように連携する。さらに，日々の保育や保健活動に活かしていく。

● **やってみよう**

❶ 児童福祉施設における入所児童の健康診断は，学校保健安全法施行規則(健康診断における検査項目)に準ずるとともに関連通達や通知などによって定められています。
学校保健安全法施行規則(健康診断における検査項目)表1−1(p.12)を確認して，正しい項目に〇をつけてみよう。

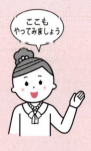
ここもやってみましょう

〇	項　目
	身長及び体重
	栄養状態
	機嫌
	脊柱及び胸郭の疾病及び異常の有無並びに四肢の状態
	座高
	視力及び聴力
	眼の疾患及び異常の有無
	頭部の疾患及び異常の有無
	耳鼻咽喉疾患及び皮膚疾患の有無
	歯及び口腔の疾患及び異常の有無
	結核の有無
	心臓の疾患及び異常の有無
	消化器疾患及び異常の有無
	尿
	その他の疾患及び異常の有無

（佐藤直子）

第2章
保育における健康及び安全の管理

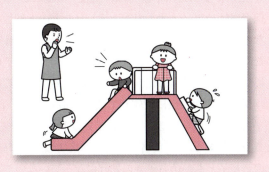

1 衛 生 管 理

　保育現場における環境衛生管理は，児童福祉法や学校教育法等の関連法規に基づいて行われる。児童福祉施設については，「児童福祉施設の設備と運営に関する基準」で採光・換気等や設備・食器・飲料水の保健衛生に配慮し，必要な措置を講じるべきとされている。また，保育所保育指針第3章では「施設の温度・湿度・換気・採光・音などの環境を常に適切に保持」し，「設備・用具等の衛生管理に努める」ことを求めている。ただし，これらの法規は検査や判定基準について具体的に規定していない。

　また，こども園などについては，「幼保連携型認定こども園の学級の編成，職員，設備及び運営に関する基準」で，おおむね児童福祉施設の設備と運営に関する基準に準ずることとされている。

　一方，幼稚園については，「学校保健安全法」と，その下に定められた「学校環境衛生の基準」が適用される。この学校環境衛生の基準は，検査項目・時期・方法・判定基準について具体的に定めており，これは保育所など児童福祉施設にも準用されている。

こども園など：
平成27年4月施行の子ども子育て支援新制度による子ども園を含む各施設。

❶ 屋内施設の衛生管理

❶ 保 育 室

保育室は遊び・食事・作業・睡眠をはじめ，子どもが一日の人半を過ごす基本的な生活の場である。したがって，子どもが心地よく過ごすことができ，常に清潔と安全が保たれた環境でなければならない。

室内環境では，採光・換気・温度・湿度などへの配慮が必要である。また，保育室はピアノ・オルガン・テレビなどの大型教材，玩具・絵本・クレヨンなどの小型教材，子ども椅子・保育者の事務机・椅子，子どもの持ち物棚など，たくさんの備品が用意されていることが多い。そのため，整理・整頓・清掃に気を配り，備品の転倒・落下防止の対策をとることが必要である。

保育室は次の点に配慮して環境を整えたい。① 保育者の目が常に全員の子どもに向けられるようにレイアウトされている。② ゆったりと落ち着ける空間がある。③ 食事のときは，適切な空間が確保できる。④ 部屋の内外の音が子どもの落ち着きの妨げになっていない。

❷ 温度・湿度

「保育所における感染症ガイドライン」によると，「季節に合わせ適切な室温として，冬期20〜23℃，夏期26〜28℃，湿度60％の保持と換気」と示されている。また冷暖房の使用には，外気温との差を5℃以内に調節する。さらに冷暖房により室内が締め切りになるので，空気を良好に保つため定期的に**換気（1時間に2回程度）**や加湿を行うことが大切である。加湿器を使用する際は，タンクの清潔に留意する。

乳児は床面に近い場所にいることが多いので，常に床付近の温度にも注意する。また，夏期は**熱中症**を防ぐためにも湿度を確認の上，室温が28℃を超えないようにする。外遊びにおいては，外気温を把握して活動時間や内容を考慮して，安全な保育活動を行っていく。

> **換気（1時間に2回程度）：**
> 学校環境衛生基準 換気「幼稚園・小学校においては，2.2回／時以上であれば換気基準を満たされる。」

> **熱中症：**
> 第3章／③子どもに起きやすい事故の応急処置／⑥熱中症（p.58）を確認して適切な対応を熟知しよう。

❸ 採 光

保育が安全で豊かなものであるよう，十分な明るさが必要である。天候にかかわらず部屋の中は均一な明るさを保ち，まぶしさを感じないようにすることが大切である。自然光はカーテンやブラインドなどで調節できるようにし，照明器具は場所に合わせて十分目的を達するようにする。カーテンは防炎加工で，ブラインドは調節ひもによる事故に注意する。

室内照明は，**照度**の下限が300ルクスとされている。

> **照度：**
> 保育施設は，学校環境衛生基準に準じて適切な明るさをもって保育を行う。照度とは，照明の明るさを示す。単位＝ルクス。

❹ 騒　　音

　保育室は園内外の騒音の影響を受けないことが望ましい。窓を閉じているときは，50 デシベル（静かな事務所程度）以下が望ましいとされている 。大声の会話が 80 デシベルであり，電車の中や騒がしい工事中の音が 90 デシベルである事を意識して，保育者の声の大きさは配慮が必要とされる。

　また，スピーカーの音量や送迎時のアイドリングなど，保育施設が騒音の発生源となり地域住民に苦痛を与えていることもあるので，理解と協力が得られるような配慮と，改善の努力を進めていく。

一般的な音とその音圧レベル

	(dB＝デシベル)
静かな図書館	40dB
静かな事務所	50 〜 60dB
大声の会話	80dB
電車の中・騒がしい工事中	90dB
電車の通るガード下	100dB

表 2 − 1
一般的な音とその音圧レベル

（『保育保健 2016』日本小児医事出版社）

❺　乳児の保育施設

　乳児の保育施設は，乳児室・調乳室・沐浴室と乳児用トイレなどが全体として 1 つの機能を果たすもので，互いに隣接して効率よく作業ができ，常に子どもの状態を観察できる構造が必要である。また，災害時に備えてスロープ状の避難路を設けることが望ましい。

❶　乳児室・ほふく室

　乳児室は，ほふく室または両機能を兼ね備えた専用の部屋を持つことが必要である。また，乳児は必要な睡眠時間を数回に分けて確保している。そのため，静かで明るさを調節できるスペースが必要である。乳児の睡眠時は，体調の急変や SIDS などの早期発見と対応のため，子どもの様子がしっかり観察できる明るさと保育者の体制を整える事が必要である。

　また，室内の床，畳，カーペットは乳児の体が直接触れる場所なので清潔を保つため，始業前後のほかに汚れたら直ちに清掃や消毒をする。

❷　おむつ交換台

　おむつ交換は所定の場所で専用の交換台（専用ベッド・専用スペースなど）を使用し，交換が終わるまで子どもから離れないようにする。おむつ交換は尿・便にかかわらず，原則的に使い捨ての手袋を装着し，子どものお尻の下にシートを敷いて行う。布おむつは，感染防止のため，付着した固形便をトイレに流して保育所内では洗わず，密封して保護者に持ち帰ってもらう。便で汚染した衣類も同様である。保護者には理由を明確に説明し，理解を得ることが必要である。

　下痢をしている子どものおむつ交換は，必ず使い捨ての手袋・エプロン・マスクを着用し，お尻の下に使い捨てのシートを敷いて行う。激しい下痢など場合によっては，二人で協力して速やかに交換できるようにする。使用後

デシベル（dB）：
騒音値を表す単位（音圧レベル）。

ほふく室：
ほふく（匍匐）とは，腹ばいで這（は）うこと。ほふく室とは乳児がハイハイできる部屋のことである。

ＳＩＤＳ：
乳幼児突然死症候群による死亡事故は，寝かせ方や顔色などを確認する 5 分ごとの睡眠チェック記録などにより予防に努める。
（遠藤 郁夫 監『保育保健 2016』日本小児医事出版社 p.133）

おむつ交換：
衛生的なおむつ交換の手順や配慮については，第 5 章／❸ 3 歳未満児の養護の実際／❸排泄の世話（p.95）を確認しよう。

のおむつやシートなどはビニール袋に入れて密封する。

基本的に，子どものおむつ交換をした時や排泄後のおしりのケアをした場合は，病原微生物（ウイルスや細菌など）によって保育者自身の手やおむつ交換台など使用した場所が汚染されているという意識を持ち，手洗いや消毒（0.1％次亜塩素酸ナトリウム消毒液使用）を怠らないようにする。

❸ 調乳室

粉ミルクや冷凍母乳の調乳は，衛生管理を十分に行わなければならない。調乳室は乳児室が見える構造とし，洗い場の他，専用洗剤・煮沸用具・消毒液と器具・紫外線消毒器・冷蔵庫・電子レンジなどを備え，哺乳瓶の洗浄・消毒・必要物品の保管ができるように整備する。調乳に際しては，清潔なエプロンか白衣を着用し，手を石けんで洗い，調乳をする場所を消毒してから行う。使用する器具は消毒されているもので，お湯の温度は，沸騰後70℃度以上に冷めたものを使用する。電気ポットの場合，温度設定を確認する。

❹ 沐浴室（または沐浴設備）

沐浴室から乳児室が見える構造とし，換気・通風の設備に配慮する。一人一人を沐浴するので，その都度沐浴槽を洗い衛生的に使用する。そのため，沐浴室専用の石けんや洗剤・消毒液などの用具を備えるべきである。

❻ 手洗い場

日常的に，手洗い場などは清潔で安全に保たれているか，水道設備や排水に異常はないか点検する。蛇口は汚れやすいので毎日清掃し，1日1回以上，0.02％次亜塩素酸ナトリウム消毒液で消毒する。手洗い場の周囲は清潔と乾燥を心がけ，園児が滑らないようにする。

石けんは低刺激の液体石けんがよく，さらに泡状のハンドソープだと洗い残しが少ない。タオルは個人持ちとし，トイレ用は別にする。タオル掛けはタオルとタオルが接触しないようにする。

❼ トイレ

発育段階に適した構造の乳幼児専用のトイレが望ましい。出入り口のドア・手洗い場・便器・汚物などを流す槽などは，感染予防のため毎日清掃消毒すると共に，汚れた場合は速やかに0.1％次亜塩素酸ナトリウム消毒液で消毒をする。オマルは，排泄物で汚染した場合，全体を十分消毒することが困難なため，乳児用のトイレを使用することが望ましい。また，水ぬれ・段差などによる転倒などのけがにも注意をするとともに，安全で衛生的に使用できるようにする。さらに，汚物や糞尿の処理と保管をする場所でもあるため，

次亜塩素酸ナトリウム消毒液：
第2章／❸日常の清潔保持と消毒／❹清潔・洗浄と消毒／表2－3（p.24）参照

沸騰後70℃以上に冷めたもの：
乳児用調整粉乳の安全な調乳，保存及び取扱いに関するガイドライン（世界保健機関／国連食糧農業機関共同作成2007年より）
第5章／❸3歳未満児の養護の実際／❹食事の与え方／❷乳児用粉ミルクの調乳（p.100）を確認しよう。

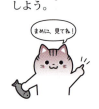

タオルとタオルが接触しないようにする：
保育所における感染症対策ガイドライン（2018年改訂版）p.27「手洗い」

正しい方法で処理や保管をするとともに消毒をして，感染予防に努める。

❽　医務室・保健室（静養や隔離）

　乳児保育においては，「児童福祉施設の設備及び運営に関する基準」で医務室は必置のものとされている。医務室では，応急手当に必要な物品を保管管理する。また，急病などが生じた時，隔離して安静を保ち経過を観察する場としての整備と衛生管理を行う。急病の対応は，次にとるべき対応を決めるまでの一時的なものであり，良くなるまで看護するのではないことに注意する。

　乳児院では乳児1人あたり1.65㎡以上の観察室が必置であるが，保育所ではこれを設ける必要がない。乳児院では入所した日から医師が適当と認めた期間，観察室で心身の状況を観察し適切な保育方針が検討される。

観察室：
巻末「児童福祉施設の設備及び運営に関する基準（p.146）参照

❾　飲料水の管理

　児童が飲む飲料水の衛生管理は，施設に責任がある。毎日外観・臭気・味などに異常がないか点検する。保育所でも年に1回は，飲料水の水質検査を行うことが望ましい。「飲料水等の水質及び施設・設備に係る学校環境衛生基準」で，遊離残留塩素が0.1mg/ℓ以上，大腸菌や大腸菌群が検出されないことなどが基準となる。水質検査は水道検査機関などで行う。

　受水槽を使用している場合は，水質検査・水槽内外の清掃・点検修理を専門業者に依頼して毎年行う。

　井戸水の使用は保健所の指導を受けた上で水質検査，消毒などを厳重に行う。井戸水の飲水により，1990年に腸管出血性大腸菌O-157感染で幼稚園児の死亡例が報告されている。毎日の点検をおろそかにせず，異常を感じた時に適切な対応ができるようマニュアルを作っておく。

❿　調　理　室

　保育所では，「児童福祉施設の設備及び運営に関する基準」により，給食は施設内で調理することが必要である。食中毒の予防のため，調理室と調理員の衛生管理については保健所の指導を受けることとされている。施設設備や調理員の衛生管理については食品衛生法と学校衛生基準に詳細に定めている。調理員については検便や健康診断の他，日常の健康管理に配慮する。

施設内で調理：
原則は自園調理であるが，平成10年調理業務の委託が可能となり，平成16年に構造改革特別区域法（平成14年法律第189号）の特例により給食の外部搬入方式が一部可能となった。さらに，平成22年より，公私立問わず満3歳以上児には，給食の外部搬入方式が可能となっている。
厚生労働省「保育所における食事の提供ガイドライン」平成24年3月 p.9

● コラム　《日光浴》

　紫外線の浴びすぎによる将来的な皮膚がんの発生などを懸念し，1998年，わが国の母子健康手帳からは日光浴推奨の項目が削除された。しかし，季節や時間に配慮して適度に日光のもとで遊ぶことは子どもの成長発達に良い影響もある。日光を浴びることでセロトニンが分泌され，体内リズムを整え，成長が促進される。また丈夫な骨や歯を作るビタミンDが生成され，くる病の予防につながると言われる。子どもの皮膚の状態に注意し，帽子や日焼け止めを適切に使いながら子どもを遊ばせたい。

2　屋外施設の衛生管理

1　屋外遊戯場

　「児童福祉施設の設備及び運営に関する基準」は2歳以上の幼児1人につき3.3㎡以上の屋外遊戯場の設置を求めている。防犯と安全の観点より屋外遊戯場は，施設の内外から人が容易に出入りされないようなフェンスや門が必要である。遊具・砂場・プールの他，花壇や動物飼育小屋などが設けられることが多い。屋外遊戯場は活動的に遊べる場所である反面，怪我などの危険をともなう場所でもあるため，遊具の故障や破損・動物の糞尿の有無・害虫などの安全衛生点検が必要である。また，植木鉢の受け皿などの水たまりからの蚊の発生防止のため，水たまりの点検もする。

2　砂場・動物飼育小屋

　外から猫や犬などが入り込んで，砂場を糞尿で汚染することのないよう，夜間や休日はシートで覆う。砂はこまめに掘り返して，乾燥と日光消毒を行う。砂遊びの後は，手足を洗い着替えをする。

　動物の飼育にあたっては，触れあうルールを年齢に合わせて指導する。また，飼育小屋の衛生管理を徹底する。小鳥によるオウム病・ミドリガメによるサルモネラ症など，動物の病原体がヒトに感染したり，アレルギーの原因となることがある。そのため，園児のアレルギーの有無を確認するとともに，人獣共通の感染症に関する情報を把握しておかなければならない。

　鳥を媒介して感染する新型インフルエンザに備え，鳥小屋は野鳥が入らないような管理をすると共に，鳥の大量死や死んだ野鳥を発見した場合は，子

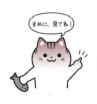

人獣共通の感染症：
『子どもの保健』第4章
／2保育の現場でよくある疾患／16人獣共通感染症・ペットからの感染
(p.99）参照

どもに触れさせず，速やかに保健所や獣医師等に連絡をする。

❸ プール

プール遊びをする際には，プール及び周辺設備の点検を行う。気温・水温・残留塩素濃度・人数などをプールごとに毎日測定して記録する。

水の循環設備がないプールや中・小型の簡易プールを使用する場合は，容量が小さい割にたくさんの子どもが一度に入るので，水の汚れに十分注意をする。水を介して感染する夏の病気も多いので，水質管理を徹底する。

プールの水は残留塩素濃度が適正（**0.4～1.0ppm**）に保たれるように一時間に一回は**水質検査**を行い，濃度が低下している場合は消毒剤を追加する。

気温と水温は，水温23℃以上が望ましく，気温と合わせて50℃を目安にする。（**水温[23℃以上]＋気温＝50℃**）

乳児の場合も複数の子どもが一緒に遊ぶプールは，衛生管理のため一定の残留塩素濃度に保たれた消毒が必要である。皮膚の刺激などで配慮が必要な場合や**排泄が自立していない乳幼児**は，別々に小さな簡易プールやたらいなどで遊ぶ工夫で楽しむことも考える。

プールには，直射日光やプールサイドが外から見えにくい遮蔽設備も大切である。さらに，プールは感染と事故の場となりやすいので，子どもの数にあった安全な広さがあり，水換えと消毒が適切になされなければならない。そして，排水及び吸水口の安全を確認するとともに，子どもが遊んでいる時には排水しないことで，巻き込み事故を防止する。さらに，溺れや怪我に素早く対応できるよう，複数の保育者がしっかりと子どもたちの安全を確認する。

プール遊びをする前には，**健康診断**で内科のほか眼・耳・皮ふの診察も受け，プール遊びが可能であるか確認をする。プールや水遊びの期間は，毎日記入する健康カードなどによって，体温・排便の状況・朝食の有無など把握する。また，皮ふ症状や下痢・嘔吐などの体調不良が無いことを確認する。

排泄が自立していない乳幼児は，プール遊びの前にシャワーで身体を洗い流し，石けんでお尻を洗う。幼児は，プール遊びの前に必ずトイレに行き，シャワーで身体とお尻を洗い流してから入る。遊んだ後は，うがいをしてシャワーで全身を洗い流す。

保育施設でのプール遊びは，水着に着替えるところから，プールサイドへの往復の移動，さらに，服に着替えるまでをプール遊びとして捉え，安全に行えるように配慮をしていく。

0.4～1.0ppm：
保育所における感染症対策ガイドライン（2018年改訂版 p.29)「プール」より

水質検査：
残留塩素濃度を測定する方法として，普及している方法はDPD法（手動式で行うDPD試薬を用いた比色法）である。様々な形の検査用具があるので，使用方法を確認の上，正しく測定する。

水温（23℃以上）＋気温＝50℃：
学校体育実技指導資料第4集「水泳指導の手引」保育保健2016 日本小児医事出版社より

排泄が自立していない乳幼児：
保育所における感染症対策ガイドライン（2018年改訂版 p.30)「プール」より

健康診断：
第1章／表1－1 (p.12)参照。
健康診断の項目には眼，耳，皮ふの疾病の有無も含まれている。

❹　その他の施設外活動での衛生管理

　子どもたちの健やかな成長発達のため，施設外での活動である散歩・遠足・野菜などの収穫体験も行われている。目的地への移動時は，交通安全に留意し，現地では様々なごみや危険物の点検を行ってから活動を始める。行き先で衛生的な手洗いの方法が確保できるように，石けんやペーパータオルなどの用意をしていく。また，緊急時の対応として，救急用品や電話を携帯する。野菜の収穫や植物・動物などとの触れあいについては，アレルギーの有無を確認し，適切な方法で安全に行う。

❸　日常の清潔保持と消毒

❶　子どもの清潔

　頭・顔・手・足・つめなど，子どもの全身のほか衣服・下着に汚れがないか，身体にあざや傷・やけどなどがないかを観察する。幼児はコップ・はし・はし箱・歯ブラシなど個人の持ち物が清潔かを確認し，ハンカチやティッシュペーパーを常に所持するように指導する。

　子どもの清潔は，保護者との連携のもとに進めていくことが大切である。保育施設での活動や子どもが上手にできること，大人が手をかけてあげるとできることなど，丁寧に伝えあいながら家庭と保育施設が協力して進めていく。

　清潔の基本である手洗い・うがいについては，成長発達に合わせて大人が全面介助することから始まり，一緒に行い，次には見守る，そして必要な時に自分で行えるように指導を進めていく。これには，保育者が正しい手洗いの方法（表2－2）を身につけていなければ，保護者や子どもに指導することができない。いつ・どのように・どのくらい手を洗うことが必要かを理解し実践できることが重要である。

汚れ　身体にあざや傷・やけど：
虐待を受けたと思われる児童発見時には，福祉事務所や児童相談所に通告する義務がある。
児童福祉法第25条（要保護児童発見者の通告義務）及び児童虐待の防止などに関する法律第6条（児童虐待に係る通告）
ここでは，平成16年改訂より「虐待を受けた児童」から「虐待を受けたと思われる児童」に改められている。

表2－2
正しい手洗いの方法
（「保育所における感染症対策ガイドライン」2018改訂版　p.14）

● 〈手洗いの方法〉
　●以下の手順で30秒以上石けんを用いて流水で行いましょう。
①液体石けんを泡立て，手のひらをよくこすります。
②手の甲を伸ばすようにこすります。
③指先とつめの間を念入りにこすります。
④両指を組み，指の間を洗います。
⑤親指を反対の手でにぎり，ねじり洗いをします。
⑥手首を洗い，よくすすぎ，その後よく乾燥させます。

- ●水は必ず流水を用います。溜めた水は決して使用してはいけません。
- ●手洗いの方法を次に示します。子どもも職員も習慣づけることが大切です。

❶両手のひらを擦り合わせる　❷手の甲もよく擦り洗いする　❸指先は特に入念に

❹指の間もくまなく洗う　❺親指と手のひらも丁寧に　❻手首も忘れずに

図2-1
手洗いの方法

(『保育保健 2016』日本小児医事出版社 p,7)

2　歯ブラシ・歯みがきコップ

　歯ブラシ・歯みがきコップは，感染予防のため個別の保管あるいは持ち帰りが原則である。保管は，他児の歯ブラシやコップが接触しないようにする。歯みがきは，安全に正しく行えるよう成長発達に合わせて指導を進めていく。

3　おもちゃの衛生

　乳児室のおもちゃは，唾液などで汚染しやすいので毎日の洗浄，消毒が必要である。通常の保育でも，一人の乳児が口に入れたものは感染予防のため洗浄，乾燥させる。乳児には常に清潔なおもちゃを提供する。日光消毒は完全ではないので，洗えるものを用意する。

　おもちゃやおもちゃ箱は，定期的に点検や洗浄・拭き掃除をする（表2-4）。汚物や嘔吐物などで汚れた場合は，ただちにおもちゃとその場を消毒し，場合によっては処分する。

4　清潔・洗浄と消毒

　清潔を保つためには，掃く・拭く・掃除機を使う・洗浄するなどの日常的な清掃が基本である。集団で生活をする場である保育施設は人から人へまたは物から人へなど，病原微生物（ウイルスや細菌など）の感染を広めやすい環境にある。そのため，感染予防対策として適切な消毒が必要となる。

　実際の消毒方法や感染予防対策については，「保育所における感染症対策ガイドライン」に具体的にある。保育施設での感染症対策として一つ一つ明記してあるので，正しい方法を熟知したうえで保育を進めていく必要がある。

適切な消毒：
下痢・嘔吐時の処理方法は，必要物品が常に用意され迅速に対応できるように手順をマニュアル化して感染予防を徹底する。

❶ 消毒薬の種類と用途

薬品名	次亜塩素酸ナトリウム	逆性石けん	消毒用アルコール
消毒する場所・もの	●調理器具，歯ブラシ，哺乳瓶，便座，ドアノブ，衣類，シーツ，遊具	●手指，沐浴槽，トイレのドアノブ，用具類（足浴バケツ等）	●手指，遊具，便座，トイレのドアノブ
消毒の濃度	●0.02％（200ppm）～0.1％（1,000ppm）液での拭き取りや浸け置き	●0.1％（1,000ppm）液での拭き取り ●食器の浸け置き：0.02％（200ppm）液	●原液（製品濃度70～80％の場合）
留意点	●酸性物質と混合すると有毒な塩素ガスが発生する ●金属には使えない ●汚れで消毒効果が低下する ●漂白作用がある	●毒性が高いので誤飲に注意 ●一般の石けんと同時に使うと効果がなくなる	●手あれに注意 ●引火性に注意 ●ゴム製品・合成樹脂等は，変質するので長時間浸さない ●手洗い後，アルコール脱脂綿やウェットティッシュで拭き乾燥させる
有効な病原菌	全ての微生物（ノロウイルス，ロタウイルス）	一般細菌（MRSA等），真菌	一般細菌（MRSA）結核菌，真菌，ウイルス（HIVを含む）等
消毒液が効きにくい病原体		結核菌，大部分のウイルス	ノロウイルス，ロタウイルス等
その他	●直射日光の当たらない涼しいところに保管する	●希釈液は毎日作りかえる	

表2-3
保育所における消毒薬の種類と使い方

（「保育所における感染症対策ガイドライン」2018改訂版より一部改変）

❷ 遊具の消毒

	清潔方法	消毒方法
ぬいぐるみ布類	●定期的に洗濯 ●陽に干す（週1回程度） ●汚れたら随時洗濯	●糞便や嘔吐物で汚れたら，汚れを落とし，200ppmの希釈液*に十分浸し，水洗いする ●色物や柄物には消毒用エタノールを使用 ※汚れがひどい場合には処分する
洗えるもの	●定期的に流水で洗い日光に当てる ●乳児がなめるものは，毎日洗う ・乳児クラス週1回程度 ・幼児クラス3か月に1回程度	●糞便や嘔吐物で汚れたものは，洗浄後に200～1000ppmの次亜塩素酸ナトリウム液に浸し日光に当てる ●色物や柄物には消毒用エタノールを使用
洗えないもの	●定期的に湯拭き又は日光に当てる ●乳児がなめるものは，毎日拭く ・乳児クラス週1回程度 ・幼児クラス3か月に1回程度	●糞便や嘔吐物で汚れたら，良く拭き取り500～1000ppmの次亜塩素酸ナトリウム液で拭き取り日光に当てる
砂　場	●砂場に猫等が入らないようにする ●動物の糞便・尿は速やかに除去 ●遊んだ後はしっかりと手洗い	●掘り起こして砂全体を日光に当てる

＊ 希釈液：0.02％（200ppm）の次亜塩素酸ナトリウム消毒液

表2-4
遊具の消毒

（「保育所における感染症対策ガイドライン」2018改訂版より一部改変）

❸ 手指の消毒

通　常	● 流水，石けんで十分手洗いする
下痢・感染症発生時	● 流水，石けんで十分手を洗った後に消毒する ● 手指に次亜塩素酸は適さない ● 糞便や嘔吐物の処理時は，使い捨て手袋を使用
備　考	● 毎日清潔な個別タオル又はペーパータオルを使う ● 食事用のタオルとトイレ用のタオルを区別する ● 速乾性手指専用消毒液を使用すると便利 ● 血液は使い捨て手袋を使用して処理する

表2－5
手指の消毒

（「保育所における感染症対策ガイドライン」2018年改訂版より一部改変）

❹ 次亜塩素酸ナトリウムの希釈方法

次亜塩素酸ナトリウム〈市販の漂白剤 塩素濃度約6％の場合〉の希釈方法		
消毒対象	濃度（希釈倍率）	希釈方法
● 糞便や嘔吐物が付着した床 ● 衣類等の浸け置き	0.1％ （1,000ppm）	1 Lの水に対して 20ml （ペットボトルのキャップ 4杯）
● 食器等の浸け置き ● トイレの便座，ドアノブ，手すり床等	0.02％ （200ppm）	1 Lの水に対して 4 ml （ペットボトルのキャップ 1杯）

● 次亜塩素酸ナトリウム消毒液の希釈液は，時間が経つにつれ有効濃度が減少することに留意する。

表2－6
次亜塩素酸ナトリウムの希釈方法

（「保育所における感染症対策ガイドライン」2018年改訂版より一部改変）

2 事故防止及び安全対策

① 保育中の事故

❶ 死亡原因の上位にある不慮の事故

　戦後高かったわが国の子どもの死亡率は，急速な復興を背景とする保健環境の改善と医療の進歩によって，現在では著しく低下した。このため，病気による死亡率は減少したが不慮の事故による死亡率が顕在化し，子どもの保健の重要な課題となってきた。

	1位	2位	3位	4位	5位
0歳	先天奇形等	呼吸障害等	乳幼児突然死症候群	不慮の事故	出血性障害等
1〜4歳	先天奇形等	不慮の事故	悪性新生物	心疾患	肺炎
5〜9歳	悪性新生物	不慮の事故	先天奇形等	肺炎	その他の新生物 心疾患

表2－7
子どもの死因順位（平成28年）

（厚生労働省「平成28年人口動態統計」）

不慮の事故とは，思いがけない出来事，予測不可能で急に起こった事故のことである。主に外的な要因（交通事故・転倒・転落・溺水（できすい）・窒息・火災・中毒など）によって引き起こされた事故を指すことが多い。家庭でも保育施設でも軽症から死亡に至る様々な事故が実際に発生している。

　保育現場においては，安全に保育をすることが第一となる。しかし，すべての危険を回避することは不可能である。乳幼児は，バランスを崩す・転ぶ・けんかをするなど個や集団での様々な体験を通して，心と身体の健やかな成長がなされる。重大なけがや，ましてや命を奪われることなどなく，これらの体験が成長の糧になるように保育をしていかなければならない。

2　保育中の事故の実際

保育中の事故に焦点をあてる。

- **場所・場合別**

　幼稚園・保育所ともに「園舎内」と「園舎外」で発生し「すべり台」で最も多く発生している。

★独立行政法人日本スポーツ振興センターの報告（平成26年資料より）

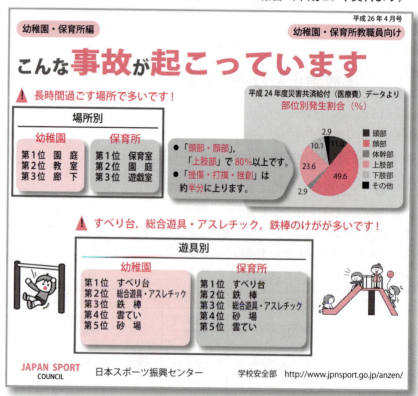

図2-2
「こんな事故が起こっています」

（日本スポーツ振興センター
2014年4月 教材カード）

第2章　保育における健康及び安全の管理　　27

● 部　位

幼稚園では「眼部」,「歯部」,「頭部」に続いて,「手・手指部」が多くなっている。保育所では,「眼部」,「肘部」,「歯部」に続いて「頭部」が多くなっている。部位としては,幼稚園・保育所ともに「頭部」及び「顔部」で全体の6割を占めている。

● 時間帯

幼稚園では,「13 － 14 時」「10 － 11 時」に発生が多くみられる。保育所では,「10 － 11 時」とその前後に最も多く発生し,「16 － 17 時」にも発生が多く見られる。

そのほか曜日では,週末に事故が多くなる傾向が見られる。曜日は,週明けの生活リズムの状況や週末にかけての疲労などを考慮した視点が必要である。また年間としては,行事や長期の休み前後など生活の変化によって発生する事故もみられる。

2　事故防止と安全対策

❶　要因からの安全対策

事故が発生する時には,事故に遭(あ)う子どもや場所・場合・時間によって負傷部位や程度が異なる。また,保育施設内で発生する場合,その責任は保育者にある。事故を防止するためには,これらの要因を分類して理解する必要がある。

●人的要因
子ども（乳幼児） 　運動発達能力・集中力やその変化・危険の理解・規範や道徳の理解度 　衝動性・攻撃性・緊張・疲労・不安・服装（動きやすさ・フードやひもや大き 　なかざり・足に合わない動きにくい靴）・髪型や髪留め髪かざり
大人（保育者） 　・子どもの発達をふまえ危険行動を予測・回避した保育をしているか 　・個と集団での危険を理解し配慮及び注意をした保育をしているか 　・全体を見通して、危険の防止・抑制・回避ができるように職員間での共通認 　　識と協力体制があるか
●環境的要因
保育施設 　屋内外の段差・階段・トイレや水道・ベランダ・テラス・固定遊具 　運動用遊具・玩具・テーブル・机・椅子・プールなど
自然など 　道路や公園やグラウンドなどでの危険な所と不審物（ガラス・たばこ・害虫など）・ 　側溝・池・河川・海・倒木・崖崩れ・四季や天候（風・雨・雪・陽ざしなど）

表2－8
保育中の事故につながる
要因

（佐藤直子）

これらの要因を理解した上で,安全チェック表を作成して事故防止に努める必要がある。安全チェック表は,「子どもの発達・行動に沿ったもの」「保

育者の視点・行動に沿ったもの」「施設・設備など環境に関するもの」の3種類に分類して活用することが望ましい。子どもの安全チェック表は，クラス別に発達・行動に沿ったものを作成し，担当する保育者全員で確認しながら活用することも大切である。

❷ 安全教育

子どもが心身ともに未熟な時期は，保育者が子どもの特性（人的要因）の理解と周囲の環境（環境的要因）整備により大部分の事故は防止が可能である。しかし，保育者による事故防止対策ばかりでなく，子ども自身が安全や危険を認識し，対応できるようになることが必要である。子どもの成長発達に応じた安全教育が不可欠である。

❶ 安全教育の原則

保育施設で子どもへの安全教育をするのは，保育者である。保育者は事故防止と安全対策について熟知していなければならない。さらに，熟知するとともに実践できなくてはならない。知っていても，行動して安全を守れなければ意味がない。保育施設は，子どもと大人が集団を築いている場である。そのため，一人の力だけで事故防止と安全対策をするのは不可能である。そこで重要なことが「共通認識」と「協力」である。

さらに，保護者とも「協力」して事故防止を進めるため，常日頃からの信頼関係を深め，「共通認識」を持ち事故防止ができるように，子どもと共に保護者への安全教育を進めていく必要がある。

❷ 子どもへの安全教育

子どもへの安全教育は，日常生活の中で保育者が様々な場面で子どもに教えていくことが大切である。

一人一人の発達を見極め，「簡単な言葉が分かり始める」1歳3か月ころから「言葉を理解し行動し始める」1歳6か月ころより，はっきりとした短い言葉で，真剣な表情を見せながら伝える。具体的には，危ないことした時に「危ないです」とか「いけません」「だめです」などの言葉を使い，禁止を理解することで行動を止めて危険の回避につなげられるように繰り返し伝えていくことから始める。禁止の言葉は，保護者と連携し家庭と同じ言葉にすることで，子どもに伝わりやすくなる。同時に，「良いこと」と「悪いこと」をしっかりと伝え，良いことができたときは，たくさん褒めて安全・危険の理解につなげていく。このことは，家庭と保育者が「協力」して安全教育をすることが大切である。

また，「基本的な運動機能が伸び，知的興味や関心が高まる」3歳ころから，「予想や見通しを立てる力が育ち，心身ともに力があふれ，意欲旺盛になる」

1歳3か月ころ・1歳6か月ころ・3歳ころ・6歳ころ：
「保育所保育指針」第2章「保育の内容」を確認しよう。

6歳ころまでの幼児期では，子どもの話の理解・運動能力・危険予知や危険回避能力を見極めながら，保育者が言葉のほかに絵や映像・実際の体験などを通して子どもに安全教育を行う。そして，子ども自身が事故を未然に防ぐことや重大な事故をおこさない力を身につけられるようにすることが大切である。

3 危 機 管 理

❶ 危機管理の意味と目的

「危機管理」の「危機」とは，災害・事件や大きな事故などのように，生命を脅かす事態をいう。「管理」とは，さまざまな仕組みが正常に機能するように調整し，検証することである。

> ● **保育施設における危機管理**
>
> 　子どもと職員の生命と安全を脅かす出来事を防ぎ，もし発生したときには，その影響を最小限に食い止めることを目的とする。

保育施設における危機管理：
保育所保育指針　第3章　健康及び安全で事故防止及び安全対策を求めている。

❷ 危機管理への取り組み方

保育施設の危機管理は，以下のことを念頭に置いて取り組む必要がある。
❶ 子どもの健全な発育発達を支援するための保育の一環として取り組む（安全教育や災害に備えた避難訓練など）。
❷ 子ども・保護者・職員の三者が相互の信頼関係のもと情報を共有し取り組む（適切な判断・迅速な対応・保護者への誠意ある説明など）。
❸ 地域住民や関係機関（医師・学校・公共機関など）との信頼と協力関係の確立に努めながら取り組む。

❸ 危機管理の実際

危機管理は，危機の前・危機（事件・事故・災害など）発生時・危機の後の3つから構成される。

事例（インシデント・アクシデント）：
インシデント：子どもに障害を及ぼすことはなかったが，日常の保育の場で，ヒヤリ・ハットした経験や誤った行為を実施してしまった事象。
アクシデント：誤った行為により，子どもに不利益となるような結果（外傷，骨折，病気の悪化など）をもたらした事象。
（「保育所における事故予防・安全対策マニュアル」2013年3月　財団法人こども未来財団）

救急処置が必要な場合：
第3章子どもに起きやすい事故の応急処置を確認しよう。

AED（A自動化された，E体外式の，D除細動器）：
2004年7月厚生労働省の通知により，AEDは一般市民にも使用が認められ，学校・駅・公共施設などを中心に設置されている。AEDは，心停止を起こした人の命を救う可能性がある機器であるため，設置されている場合は，使用できるように日頃から訓練をする。第3章／④救急処置及び蘇生法／①子どもの救急法（p.67）参照

❶ 危機の前
●危機の予知・予測
危機に関する情報の収集・**事例（インシデント・アクシデント）**より原因や状況及び結果を分析・検討し，共通した傾向や特異的傾向などに気づき同じ事故の予測と回避をする。
●発生を想定した準備
危機を想定した訓練や安全教育の実施・職員や保護者，地域や関係機関との連携確認・危機を想定した防犯や防災用品の準備と点検・避難経路の確認と安全点検。

❷ 危機発生時
●初動体制の確立
施設長は，正確な情報を把握し，適切な指示をすることが必要である。さらに，迅速な連絡や通報を同時に進めていかなくてはならない。これには，職員が指示を待つのではなく，危機意識を持ち，「何をするべきか」「何が必要か」を判断して行動することが重要である。施設長を中心に職員や子どもたちが冷静にこの初動体制に取り組むことで，被害の拡大を防ぐことや命を守ることにつながる。

●人命の尊重
何にも優先して，人命の尊重に努める。**救急処置が必要な場合**，看護師や保健師などの医療従事者がそばにいる時にはその指示に従い，日ごろの救急訓練を生かした行動を迅速に進める。同時に必ず**AED**の準備をする。

●安全の確保
危機の短期・長期に応じて，場所・食料・保護者への連絡などの安全を確保する。また，情報の混乱などが生じないように，窓口を定める。

❸ 危機の後
終息宣言の後，危機に対して展開された活動を時系列に記録する。活動記録は，分析・評価をして再発防止やより望ましい対応のため，共有し危機前の活動に生かしていく。

4 災害への備え

　保育施設における危機管理に関して保育所保育指針は，災害や事故の発生に備えて次のことを求めている。

- ❶ 危険箇所の点検
- ❷ 避難訓練の実施
- ❸ 不審者等の侵入防止措置と訓練
- ❹ 子どもの精神保健

　また，「児童福祉施設の設備及び運営に関する基準」では次のことを定めている。

- ❶ 消火器・非常口等の設備点検
- ❷ 非常災害への具体的計画策定と訓練
- ❸ 避難及び消火訓練（少なくとも毎月1回）

　災害や事故に備えたこれらの活動は，保護者・地域住民や関係機関との十分な連携のもとに，総合的な危機管理として組織化し運営される必要がある。

組織化：
危機管理をするには，施設長を中心として全職員が危機意識を持ち，災害や事故から子どもたちの命を守る迅速な対応をするため，事故予防対策委員会を組織していく。（例・食物アレルギー対応委員会・災害対応委員会・不審者対応委員会など）

■ 非常災害などへの取り組みの実際

　地震・火災・不審者の侵入・津波・風水害・雪害などの非常災害に備え，対応を検討し，準備をしなければならない。これは，施設設備・備蓄品・救急対応・避難・防犯・情報収集と伝達などが迅速に機能することである。

　2011年3月に発生した東日本大震災は，保育施設における災害対策に関しても，多くの教訓を残した。この，未曾有の大災害からのメッセージをしっかり受け止め，取り組まなくてはならない。

● 子どもの命を守るためにできること

　2011年3月11日，東日本をおそった地震，津波により，多くの尊い命が失われ，人々の日常が奪われてしまいました。東日本大震災で，岩手，宮城，福島3県で被災した保育所は722カ所ありました。このうち，津波などで全半壊した保育所は78施設。乳幼児が亡くなったのは1施設でした。突然の大きな震災，建物の崩壊，津波。現場の保育士さんたちは，パニックの中，必死で子どもたちを守ったのです。ところが，「非常時は保護者に」という，これまでの常識にしたがって保護者に引き渡したあと，死亡，行方不明となった子どもたちは，111名にものぼってしまいました。私たちは，地震大国にいて，いつ，どこで同じような震災に見舞われるかわかりません。「常識やマニュアルが，津波のとき当てはまらない」という，大事な教訓をもとに，保育士さんたちに「子どもたちを守るチカラ」を身につけていただきたい。

「保育施設のための防災ハンドブック」経済産業省

子どもたちの生死を分けるホントの話

じつはこうだった！

マニュアルや常識にとらわれて，本当に子どもたちを守ることができるのでしょうか？
時にはしなやかに状況判断することも大切。実際に被災した保育園のお話をまとめました。

これってホント？ 「マニュアルや規則を守れば子どもたちは絶対に守れる」

津波に襲われた A 保育所は？
マニュアルや規則が命を脅かすことも...

じつは…
マニュアルどおりに子どもを引き渡しても命の保証はありません。「とにかく命を守らなきゃ！」と思って「一緒に逃げましょう」と保護者を説得。集団避難した結果，津波に飲まれず全員が無事でした。

これってホント？「マニュアルにある防災グッズは必ずそろえる」

園が全壊した B 保育所は？
天候や立地の特性など環境が変われば対応策も変わります

じつは…
地震があった日は訓練どおりに，避難車*で子どもたちを無事に避難。園が津波によって壊れてしまい，違う場所で保育を再開したんです。でも新しい所は道が悪く，避難車を使った避難は無理。「どんな所でも避難車があればいいわけじゃなく，環境に合わせた安全対策が必要」と実感しました。

これってホント？ 災害がおこったら指定された避難場所にすぐ逃げる

頑丈な C 保育所は？
施設，設備によっても対応策が変わります

じつは…
災害がおきても，すぐには指定の避難場所に移動しないほうがいいことも。震災の日，園の周りでは道路に凹凸ができ，建物のガラスが散乱していました。「地盤も建物もしっかりしてるから，園舎にいるのがいちばん安全」と判断。火災などの危険がなければ，園にいて様子を見るのを基本にしようと考えてます。

これってホント？ 経験も訓練も積んでいるからうちの職員だけで大丈夫

園児数の多い D 保育所は？
子どもの数，地域や保護者の協力度合いが生死を分けることも

じつは…
今回の津波が来たとき，たまたま残っている子どもの数が10名を切っていたので，職員だけで無事に命を守れました。でも，「もし，子どもが90名いる時間だったら？」と考えると，私たちだけで安全に避難するのは難しかったかも。地域の人たちの協力が必要だって強く感じました。

「保育施設のための防災ハンドブック」経済産業省

＊避難車：各自治体によって定義は多少異なるが，お散歩カー（大型乳母車）と幼児を乗せる避難車との違いは，①シートがない箱型で多人数を乗せることができること，②折りたたみタイプではないこと，③ノーパンクタイヤであること，④防炎シートであること，これを満たしているものは保育園での防災助成金制度の対象となる。

2 防災計画と避難訓練

防災計画は作成にあたって，地域の特性・情報・体験の蓄積を持っている，市区町村の防災課・消防署・警察署などに助言を求め計画し，非常時に迅速な対応や避難ができるようにする。この防災計画をもとに，保護者や地域及び市区町村の防災課・消防署・警察署などと協力して行う総合的な防災訓練と，各種の災害を想定した個別の避難訓練を年間で計画する。

表2-9
避難訓練の年間計画例

月	設　定	ねらい	幼児の活動	留意点
4月	地　震	・職員が子どもの生活を守る使命を認識する ・非常ベルの音を知る ・音と集合を知る	・紙芝居や絵本を通して，災害についての話を聞く ・非常ベルの音を聞き集合（避難）する	・職員同士の係の確認をする ・園児および職員の緊急連絡簿を非常持出袋に入れておく
5月	火　災	・非常ベルの合図で保育者の所に集合する	・合図を聞いて保育者の所に集まる	・いたずらに緊張や不安を与えることのないよう，あらかじめ話をする ・年齢差・個人差を十分に配慮する
6月	火　災	・第一避難場所を知る	・保育者とともに，第一避難場所に移動する	・4つの約束を徹底する ①おさない ②はしらない ③しゃべらない ④もどらない
7月	地　震	・地震時の避難を知る	・保育者の指示により安全な場所に身をよせる	・紙芝居や絵本を通して，地震の恐ろしさを知らせる
8月	不審者	・不審者が侵入してきたときの避難の仕方を知る	・保育者の指示に従い避難する	・どこから侵入してくるかわからないので，避難ルートをいくつか知っておく
9月	地　震	・室内外，それぞれの場所に応じた適切な避難方法を理解する	・近くにいる保育者の指示により安全な場所に身をよせる	・室内外の危険箇所の確認をする
10月	火　災 昼寝時	・昼寝時の避難の方法を知る	・落ち着いて指示を聞き，避難する	・布団の中に子どもが残っていないかどうか確認する
11月	火　災	・食事中の避難についての約束を知る	・食事を中断し，椅子を机の下に入れ避難する	・避難の方法についての事前指導を行う 例：椅子をきちんと入れる
12月	地　震	・地震により，火災が発生することやその恐ろしさを知る	・揺れがおさまるまでは安全な場所に身をよせ，保育者の指示で次の行動に移る	・激震時の職員の対応について話し合う
1月	火　災	・雪や雨の中の避難を経験する	・近くにいる保育者の指示により避難する	・避難ルートはつねに雪が多く積もっていないようにする
2月	火　災	・変則的な状態での訓練を経験する	・近くにいる保育者の指示に従って避難する	・居合わせた保育者は，子どもと避難方法を再確認する
3月	地　震 まとめ	・訓練での約束事を再確認する	・避難後，おはしもの約束事を確認する	・事例をあげながら，1年間を振り返る ・職員間で，1年間を反省する

❶ 安全指導・各種の訓練

日常の保育を通じて，子どもの発達と関心に適した方法で，危険予知や安全行動について指導する。関係機関の協力を得て**講習会や訓練**などをすることも重要である。

講習会や訓練：
安全指導や各種の訓練は，関係機関（警察・消防・市区町村の防災課など）と共に実施する。

避難訓練3つのポイント：
アスカ情報欄「保育士になるには」より改変

おはしも：
子どもの避難時の約束。近年「も」もどらないが追加となり活用されている。

図2−3
避難訓練3つのポイント

避難訓練3つのポイント

❶ 様々な時間帯を想定した訓練
❷ 子ども自ら考え行動できるような訓練
❸ 連絡先などの情報伝達訓練と確実に受け渡し場所に向かう訓練

子どもの避難時の約束

お さない
は しらない
し ゃべらない
も どらない

❷ 実際の取り組み

災害が発生した時は，子どもと職員の安否確認後に行う"最優先行動"である「迅速に避難が必要なこと」と「個や集団の命が脅かされること」と，さらに「災害時からの子どもの心のケア」に大別して考え，取り組んでいく。

★★迅速に避難が必要なこと
地震，火災，風・水（津波・河川の氾濫）・雪害，不審者，など
【流れ】
発生（報告・伝達・通報）➡ 情報の収集 ➡ 速やかな避難 ➡ 安全の確認・確保 ➡ 関係機関・保護者への連絡

★★個や集団の命が脅かされること
アレルギー事故（アナフィラキシーショック），食中毒，感染症の流行不審者や地震・火災などでのけが，など
【流れ】
発生（報告・伝達・通報）と同時に命を守る行動（一次救命処置・応急手当・隔離・救急車要請）➡ 情報の収集 ➡ 対象児以外の子どもたちの安全保育の継続 ➡ 関係機関・保護者への連絡

★★災害時からの子どもの心のケア

災害時に子どもが強い恐怖や不安を体験した場合，<u>情緒的に不安定</u>になることがある。そのため保育者は，災害発生直後から，精神保健面の変化に注意して観察すべきである。保育者は，子どもの心に寄り添い，見える不安と見えない不安，すぐに表れる不安と遅発する不安を察知し，このような様子が見られる場合は，保護者と協力するとともに，臨床心理士などの専門関係機関と連携して対処する。

> **情緒的に不安定：**
> 心的外傷後ストレス障害（PTSD）は，命の安全が脅かされるような出来事，戦争，天災，事故，犯罪，虐待などによって強い精神的衝撃を受けることが原因で，著しい苦痛や，生活機能の障害をもたらすストレス障害。

★★具体的な対策例

● 不審者侵入などの対策

施設内への不審者の立ち入りは，子どもが重大な危害を受ける恐れがある。このことについて厚労省は，<u>子どもの安全確保のための通知</u>を出した。ここでは，不審者対策のために施設開放を消極的にするのではなく，地域に開かれた施設づくりをして，危険に関する情報の収集や緊急時の支援にもつなげることを求めている。

> **子どもの安全確保のための通知：**
> 「児童福祉施設等における児童の安全の確保について」雇児総発第402号 2001

日ごろの安全対策は次の事項に配慮して進めることが望ましい。

❶ 来訪者用の入り口・受付を明示し，外部からの人の出入りを確認（写真参照）
❷ 地域の住民・保育所・幼稚園・学校・警察などとの十分な情報交換
❸ 防犯監視システムの点検
❹ 保護者以外が迎えに来たときの引き渡しの確認
❺ 不審者侵入時の体制・職員の役割分担・訓練
❻ 子どもに過大な不安を与えないよう配慮しての訓練

一連の取り組みは，危機管理の目的と意味，そして基本的な備えを理解して，職員一人一人が常に意識を持ち，具体的な対応対策を実践することが重要である。施設長やリーダーの指示を待つだけでなく，自分にできる最善の判断と行動を全職員が迅速に行うことが，組織的取り組みとなる。この組織的な取り組みが，子ども達の命を守る大きな力になることを自覚しなくてはならない。

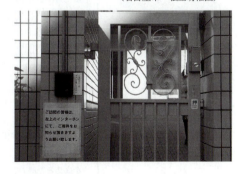

図2-4
幼稚園の出入り口
（名古屋市・私立幼稚園）

（佐藤直子）

● やってみよう

❶ 表2−2（p.22）「正しい手洗いの方法」と図2−1（p.23）「手洗いの方法」を確認して実際に行ってみよう。

❷ 「次亜塩素酸ナトリウムの消毒液の使い方」（p.24〜25）を確認し，濃度別使用の用途をまとめよう。
　　① 0.02%の次亜塩素酸ナトリウム消毒液
　　② 0.1%の次亜塩素酸ナトリウム消毒液

❸ 園外で保育する時の危機管理に必要な物品を知ろう。
保育では散歩や遠足の他，災害時の避難などのため，子どもの命と安全を確保しながら園外保育をすることがある。この時，保育者は非常用（危機管理）として携帯するバッグやリュックがある。それには，どの様な物品が必要かを個人やグループで考えてみよう。そして，実習施設で実際の物品を見せてもらい，確認しよう。

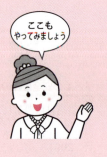

ここもやってみましょう

●参考文献・図書●
①厚生労働省「保育所保育指針」
②厚生労働省「保育所における感染症対策ガイドライン」2018年改定版
③厚生労働省「保育所給食業務実施要領」2010年改定
④厚生労働統計協会「国民衛生の動向 2015/2016」
⑤遠藤郁夫監『保育保健 2016』日本小児医事出版社
⑥田中哲郎編『保育園における事故防止と危機管理マニュアル 2006年』日本小児医事出版社
⑦消費者庁「子どもを事故から守る！プロジェクト」
⑧独立行政法人日本スポーツ振興センター「学校の管理下の災害」2015年版
⑨定行まり子編『保育環境のデザイン』全国社会福祉協議会　2014
⑩厚生労働省『2018年改訂版　保育所における感染症対策ガイドライン』2018
　（https://www.mhlw.go.jp/file/06-Seisakujouhou-11900000-Koyoukintoujidoukateikyoku/0000201596.pdf）
⑪厚生労働省雇用均等・児童家庭局保育課『保育所保育指針解説書』2008
　（http://www.mhlw.go.jp/bunya/kodomo/hoiku04/pdf/hoiku04b.pdf）
⑫竹内義博・大矢紀昭編著『よくわかる子どもの保健』ミネルヴァ書房　2015
⑬遠藤郁夫監『保育保健 2016』日本小児医事出版社　2016
⑭巷野悟郎・岩田力・前澤眞理子編著『子どもの保健−理論と実際−』同文書院　2011
⑮（出席者）勝沼俊雄・佐藤直子・植松智美他「特集レポート１〈座談会〉保育所での食物アレルギーの対応について」『保育と保健』第22巻第2号　p.13-21
⑯厚生労働省「保育所保育指針」
⑰遠藤郁夫（主任研究員）「平成24年度児童関連サービス調査研究等事業報告書−睡眠中の死亡事故を含む−保育所における事故予防・安全対策マニュアル」財団法人こども未来財団 2013年3月
⑱経済産業省「保育施設のための防災ハンドブック」
⑲田中哲郎編「保育園における事故防止と危機管理マニュアル 2006」日本小児医事出版社
⑳遠藤郁夫監『保育保健 2016』日本小児医事出版社　2016　p.140-141
㉑文部科学省「子どもの心身の健康を守り、安全・安心を確保するために学校全体としての取組を進めるための方策について」中央教育審議会答申　2008年1月17日
　（http://www.mext.go.jp/b_menu/shingi/chukyo/chukyo5/08012506/001.pdf　p.21）
㉒厚生労働省「救急蘇生法の指針 2015（市民用）」
　（https://www.fdma.go.jp/neuter/topics/kyukyu_sosei/sisin2015.pdf）
子どもの事故現状について（消費者庁資料）平成29年度第1回子供の事故防止に関する関係府省庁連絡会議

第3章
子どもの体調不良に対する適切な対応

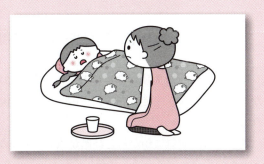

1　体調不良や傷害が発生した場合の対応

　保育中に怪我や急な病気が発生したときには，適切な対応が求められる。そのためには，「教育・保育施設等における事故防止及び事故発生時の対応のためのガイドライン」に従って対応できるよう日頃からの準備と訓練が重要である。

　緊急時の指揮権を明確にすると共に各職員が役割を把握し，実際に展開できるようマニュアルを作成し繰り返し訓練をする必要がある。作成にあたっては，嘱託医，園医，看護師等の助言を受けることが望ましい。また，マニュアルは保育所や幼稚園等で起こった子どもの事故事例を参考にして常に改訂する必要がある。

　傷害や急な病気の場合，重大性によって緊急連絡や関係部署への報告が必要となるので，手順を周知する必要がある。また，保育中の他の子どもへの配慮についても決めておく必要がある。

　けがや急な病気への対応の基本は，一般的に緊急度の高さにより判断するが，アナフィラキシーショック，呼吸障害，意識障害，大出血などは救急車の要請が必要である。救急隊を待つ間も，エピペン®の使用，止血，心肺蘇生法などを行うことがあるので，これらの習熟が職員全員に求められる。

　骨折の疑い，頭部打撲，出血，熱傷，けいれんなどは医療機関受診か救急

「教育・保育施設等における事故防止及び事故発生時の対応のためのガイドライン」：
平成27年度教育・保育施設等の事故防止のためのガイドライン等に関する調査研究事業検討委員会により作成された

マニュアルの一例：
事故防止及び事故発生時対応マニュアル – 基礎編　大阪市が提供しているマニュアルである。各園で使いやすいものを作成する必要がある。
https://www8.cao.go.jp/shoushi/shinseido/outline/pdf/houkoku/houkoku_ref1.pdf

（前頁）
アナフィラキシーショック：
食物アレルギーによるアナフィラキシーショックの応急手当は，第3章／③子どもに起きやすい事故の応急処理／①ショック（p.54）参照

（前頁）
エピペン®の使用：
第5章／③個別的な配慮を要する子どもへの対応／②アレルギー性疾患／図5−23（p.114）参照

ファーストエイド：
日本蘇生協議会による「JRC蘇生ガイドライン2015」に一次救命処置以外の急なけがや病気の人を助けるための最初の対応をファーストエイドとしている。厚生労働省『救急蘇生法の指針市民用2015』もこの言葉を採用している。

免疫：
『子どもの保健』第2章／②生理機能の発達と保健／③免疫機能の発達（p.32）参照。
出生後，胎盤を通して母体からもらった乳児の免疫物質（IgG）が底をつき，乳児自身の生産がまだ不十分なため，免疫物質のトータルが生後6か月ごろに出生時より低くなり，感染症にかかりやすくなる。

ポイントをふまえて観察：
『子どもの保健』第3章／④全身の様子／図3−5（p.63）参照
①登園（所）時，保護者から家庭での様子を聞く。その内容をふまえての健康チェック。
②保育中は授乳・食事，睡眠，排泄，遊び，着替え時など，ポイントに沿って意識的に観察。

車要請かの判断に迷う場合があるが，的確な観察をしたうえで，躊躇せず嘱託医，園医，看護師等に相談する。また日頃から応急手当（ファーストエイド）の方法，受診の目安について職員全体で学習し，マニュアル等を作成する必要がある。

保育中に下痢や嘔吐などの症状を訴える子どもも多い。特に乳児は急激に症状の悪化が見られることもあるので，観察ポイント，ケアの方法の知識が必要である。

② 子どもに起こりやすい体調不良とケア

胎内でもらった免疫がなくなる生後6か月頃から乳幼児は特に感染症にかかりやすくなり，発熱や嘔吐，下痢などの症状が保育中に見られるようになる。

乳幼児は，病気にかかると経過が急で，悪くなるのも良くなるのも速い。子どもの生命を守るため，言葉で症状を適切に伝えることができない乳幼児の「いつもと違う，なにか変」という様子に保育者はすばやく気づくことが要求される。保育のプログラムに合わせて意識的かつポイントをふまえて観察することによって，体調の変化を早期にとらえ，適切な対応ができる。

症状はからだがいつもと違った事態に反応しているサインである。その事態を元に戻そうと身体が反応（熱が出る，吐くなど）し，休もうとする（元気がなくなる，遊ばなくなるなど）。症状はからだからの大切なメッセージである。保育者は，その間，子どもが本来もっている回復力を発揮できるよう，また快適に過ごせるようにケアをすることが大切である。

また，それと並行して，救急車要請や医療機関受診の判断を行ったり，家族への連絡，集団への感染拡大を予防することも保育者や看護師等の役割である。職員同士，園医・嘱託医や主治医との連携が大切である。医師には観察記録に基づき，的確な症状と経過を伝えよう。

発熱や嘔吐，下痢など保育中によく見られる症状への対応は「保育所における感染症対策ガイドライン（2018年改訂版）（p.71〜76）」を参考にし，幼稚園や認定こども園においても迅速に対応できるよう訓練したい。

❶ 発　　熱

体温調節機能が未熟であり，感染症にかかりやすい乳幼児にとって発熱はよく見られる症状である。

通常，37.5℃以上を発熱，38℃以上を高熱と呼ぶ。しかし，子どもの平

熱はある程度個人差があるので，平熱も考慮して個別に判断する。

★【観察と記録】
❶ 全身状態：機嫌，食欲，睡眠，顔色，意識，ぐったりしていないか。
❷ 発熱の状態：体温測定をして経過を30分から1時間おきに観察，記録する。
❸ 他の症状の有無：咳，鼻水，のどや耳の痛み，嘔吐，下痢，発疹，けいれん，呼吸困難，尿量の減少などの有無を観察する。

★【緊急受診・保護者への連絡】
以下の表3-1のような状態のときは保護者への連絡や緊急受診が必要である。

保護者への連絡が望ましい場合	至急受診が必要と考えられる場合
● 38℃以上の発熱があり， ●元気がなく機嫌が悪いとき ●咳で眠れず目覚めるとき ●排尿回数がいつもより減っているとき ●食欲がなく水分が摂れないとき ※熱性けいれんの既往児が37.5℃以上の発熱があるときは医師の指示に従う。	● 38℃以上の発熱の有無に関わらず， ●顔色が悪く苦しそうなとき ●小鼻がピクピクして呼吸が速いとき ●意識がはっきりしないとき ●頻回な嘔吐や下痢があるとき ●不機嫌でぐったりしているとき ●けいれんが起きたとき ● 3か月未満児で38℃以上の発熱があるとき

保育所における感染症対策ガイドライン

★【ケ　ア】
❶ 隔離(かくり)の判断：地域・園内の感染症流行状況や症状（発疹，高熱など）に応じて他児と接触しないよう個別にケアをする。
❷ 安静：幼児が横になりたがらないときには絵本，お絵描きなど静かに遊ばせる。
❸ 水分補給：体温が上がると皮膚からの水分の蒸発（不感蒸泄(じょうせつ)）が多くなる。吐き気がなければ麦茶，水などの水分をこまめに飲ませる。熱が上がりきって発汗が多く見られるときは脱水症（コラム参照）に注意する。発汗が多い時はイオン飲料でもよい。
❹ 衣服・寝具の調整：
● 熱の上昇期に寒気を訴えたり，震えている場合は衣類や寝具で保温する。
● 熱が上がりきって，暑がるときは薄着にする。嫌がらなければ冷却枕・氷枕・氷のうなどで冷やしてもよい。冷却シートは通常使用し

(前頁)
ケア：(care, caring)
ここでは看護的な対応を意味している。例えば発熱時に，観察・記録，体温測定，安静，着衣・寝具の調整，冷却枕の使用，水分補給などを実施しながら子どもが不安に陥らないよう声をかけたり，汗を拭いたりすることなども含んでいる。

(前頁)
集団への感染拡大を防ぐ方法：
感染症の発生や流行に関しては，国立感染症研究所 感染症疫学センターや日本学校保健会運営の学校欠席者情報収集システム（保育園サーベイランス含む）等を利用し，最新情報を得たい。

(前頁)
体温調節：
『子どもの保健』第2章／②生理機能の発達と保健／⑦体温調節(p.35)参照
体温調節中枢は脳の間脳，視床下部にある。体温のコントロールセンターと考えてよい。

表3-1
子どもの発熱と緊急受診のめやす
(保育所における感染症対策ガイドライン（2018年改訂版）p.72より)

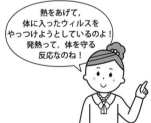

既往(きおう)児：
「既往」や「既往歴」はこれまでにかかった病気のことをさすが，ここでは「熱性けいれんを起こしたことがある子ども」の意味。

冷却シート：
額に貼る冷却シートによる乳児の窒息事故があるので，通常，保育所等では使用しない。保護者には使用時は目を離さないよう指導する。

（前頁）

ない。

● 高熱の時は，子どもがいやがらなければ首のつけ根（首の横），わきの下，足のつけ根を冷やすとよい。その際は，体温変化に注意し，特に乳児の場合，低体温にならないよう注意する。

● 汗は湯で絞ったタオルで拭き，汗で濡れた衣服は交換する。

● 室温の調整を行う。

★【注意事項】

❶ 保育所，幼稚園，認定こども園などでは，原則として解熱剤は使用しない。

❷ 生後３か月未満の乳児の発熱は直ちに受診する。

❸ 熱性けいれんの既往（きおう）がある子どもの 37.5℃以上の発熱は医師の指示に従い，家庭に連絡する。

❹ 保護者の迎えを依頼したときは早めの受診をすすめる。症状の記録をコピーして渡すとよい。全身状態がよくないときは早急に受診する。

❺ 状況から考えて熱中症による高熱の疑いがある時は冷やしながら適切に応急手当を行う。

生後３か月未満の発熱：
生後３か月までの発熱では入院が必要となることが多い。

熱中症：
第３章／③子どもに起きやすい事故の応急処置／⑥熱中症（p.58）参照

● **コラム　《脱水症》**

　乳幼児は体重の 65（幼児）〜 80（新生児）％が水分である（大人は60％）。

　この水分には電解質，栄養素などが含まれ，生命の維持に不可欠である。また，たとえば乳児は下表のように体重１kgあたり，120 〜 150ml の水分が必要で，この水分は毎日摂取して排泄している（水分代謝）。つまり体重 10kgの乳児では約 1200ml もの水分が生命維持や成長のために毎日出入りしている。吐き気や咳や鼻詰まりなどのために哺乳量や水分摂取量が低下すると体内への水分取り込み不足となる。逆に嘔吐や下痢，多量の発汗などは排泄過多となり，その結果，水不足が生じ，いろいろな症状を示す。

　脱水の症状は，尿量の減少，皮膚の張りの低下（おなかの皮膚をつまむと戻りが遅い），目がくぼむ，唇や舌の乾燥，脈拍の上昇などで，医療機関の受診が必要である。

水分必要量　　　　　　　　　　　　　　　　　（体重１kgあたり）

	乳　児	幼　児	学　童	成　人
必要量（mℓ）	120 〜 150	90 〜 120	50 〜 90	40 〜 70

（遠藤郁夫他編著『子どもの保健Ⅰ』学建書院　2015　p.39）

2　嘔　吐

　乳幼児の嘔吐はよく見られる症状であり，胃腸炎に伴うことが多い。しかし**髄膜炎**，**腸重積**，頭部打撲，食物アレルギーなどに伴う症状のこともあり，嘔吐前の様子，発熱・けいれんなど，そのほかの症状に注意する。ストレスが関与する場合もある。

　胃腸炎流行時の嘔吐の場合，感染が広がらないよう慎重にケアをする。

髄膜炎：
『子どもの保健』第4章／**9**神経系疾患／**1**髄膜炎・脳炎（p.92）参照

腸重積：
『子どもの保健』第4章／**4**消化器疾患／**2**腸重積（p.89）参照

★【観察と記録】

❶　全身状態：機嫌，顔色，食欲など
❷　嘔吐の状態：時間・回数・おおよその量・吐物の色・においなど，突然始まったものか，最近繰り返しているのか。
❸　嘔吐前の状況：食事内容・量との関係，吐き気の有無，頭部打撲の有無，異物誤飲の可能性
❹　他の症状の有無：発熱，下痢，腹痛，咳（咳込み），頭痛など

★【緊急受診・保護者への連絡】

保護者への連絡が望ましい場合	至急受診が必要と考えられる場合
●複数回の嘔吐があり，水を飲んでも吐くとき ●元気がなく機嫌，顔色が悪いとき ●吐き気がとまらないとき ●腹痛を伴う嘔吐があるとき ●下痢を伴う嘔吐があるとき	●嘔吐の回数が多く，顔色が悪いとき ●元気がなく，ぐったりしているとき ●血液やコーヒーのかすの様な物を吐いたとき ●嘔吐のほかに，複数回の下痢，血液の混じった便，発熱，腹痛等の諸症状が見られるとき ●脱水症状と思われるとき （以下の症状に注意すること） 　・下痢と一緒に嘔吐 　・水分が摂れない 　・唇や舌が乾いている 　・尿が半日以上出ない 　・尿の量が少なく，色が濃い 　・目が落ちくぼんで見える 　・皮膚の張りがない ※頭を打った後に嘔吐したり，意識がぼんやりしたりしている時は，横向きに寝かせて救急車を要請し，その場から動かさない。 **保育所における感染症ガイドライン**

表3－2
子どもの嘔吐と緊急受診のめやす

（保育所における感染症対策ガイドライン（2018年改訂版）p.74より）

★【ケ　ア】

❶　ノロウイルスやロタウイルスなどによる感染性胃腸炎が疑われる場合，吐物処理（コラム）をマニュアル通りに行い，他児と離してケアする。
❷　頭部打撲後の嘔吐は横向きに寝かせ，救急車を要請（上記表参照）する。
❸　優しく声をかけて落ち着かせる。

経口補水液：
通常，水分は大腸で吸収される。しかし胃腸炎にかかると大腸では吸収できなくなる。しかし，小腸でナトリウムとブドウ糖が吸収されるときに水分も吸収されることが分かり，水に食塩と糖を加えた経口補水液を飲ませることで胃腸炎による脱水症が治療できるようになった。
市販のいわゆるスポーツドリンクは，子どもの脱水の治療に使うにはナトリウム量が足りないので望ましくない。子どもに適した製品として大塚製薬「OS1」，明治乳業「アクアサポート」，和光堂の「アクアライトORS」などがある。

異物誤飲：
第3章／③子どもに起きやすい事故の応急処置／⑦異物の誤飲（p.61）参照

❹ 吐きやすい姿勢にして吐かせる。
❺ 寝かせるときには，嘔吐物が気管に入らないように顔を横に向かせる。
❻ 口の中に吐物が残っていないか確認する。
❼ うがいができれば，冷たい水でうがいさせる。
❽ 嘔吐のあと，30分から60分以上経って吐き気がなければティースプーン一杯の麦茶か水，あれば経口補水液を飲ませる。その後，嘔吐がなければ少量ずつ与え脱水症を予防する。牛乳や果汁は回復するまで控える。

★【注意事項】
❶ 緊急受診や救急車要請が必要な場合の対処は表3−2を参照する。
❷ 意識がはっきりしない場合は救急車を要請する。
❸ 異物誤飲の可能性があるときは早急の対処が必要であり，躊躇せず嘱託医，園医等に相談する。
❹ 食物アレルギーのある子どもが食後，強い咳き込みや呼吸困難に加え，嘔吐や強い腹痛を訴えた場合，子どもにエピペン®が処方されていれば速やかに注射する。同時に救急車の要請など緊急に医療機関受診が必要である。

● **コラム 《嘔吐物の処理方法》**

- 流行状況等から感染症が疑われるときには応援を呼び，他児を別室に移動させる。
- 嘔吐物を拭き取る。次亜塩素酸ナトリウム50～60倍希釈液（0.1％：右図）を含ませたぞうきん等で嘔吐物を覆い外側から内側に向かって静かに拭き取る。
- 嘔吐場所の消毒をする（消毒方法はp.25参照）。
- 換気を行う。
- 処理に使用した物（使い捨てのマスク・エプロン・ゴム手袋・ぞうきん等）はすべて破棄する。
- 処理後は手洗い（液体石けんも用いて流水で30秒以上実施），状況により着替える。
- 汚染された子どもの衣服は，二重のビニール袋に密閉して家庭に返却する（保育所では洗わない）。
- 家庭での消毒方法等について保護者に伝える。

※保育所等でそろえておきたい嘔吐物の処理グッズの例
- 使い捨て手袋・ビニール袋
- 使い捨てマスク・使い捨て雑巾
- 使い捨て袖付きエプロン・消毒容器（バケツにまとめておく）

（保育所における感染症対策ガイドライン（2018年改訂版）p.74より一部加筆）

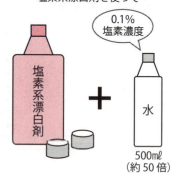

0.1％溶液の作り方
塩素濃度5～6％の塩素系漂白剤を使って
0.1％塩素濃度
塩素系漂白剤 ＋ 水
500mℓ（約50倍）
ペットボトルのキャップで2杯（約10mℓ）
※有効期限24時間

（日本保育園保健協議会『保育と保健ニュース』No.68 2014年11月 一部改変）

3 下痢

保育園等で下痢が問題になるのは，乳幼児が下痢や嘔吐により脱水症を起こしやすいこと，集団に感染が広がりやすいことがあげられる。

特に保育所等では秋から春にかけて流行する感染力の強い**ウイルス性胃腸炎**（ノロウイルス，ロタウイルスなど）による下痢，夏季は**食中毒**や夏風邪に伴う下痢に注意が必要である。

乳幼児は食事の内容，冷えなどでも下痢をすることがある。1～2回の下痢があっても機嫌がよく，よく遊び，食欲があれば心配ないことが多い。

ウイルス性胃腸炎：
『子どもの保健』第4章／❶ウイルス感染症／⓾ウイルス性胃腸炎（p.82）
ロタウイルスは任意の予防接種（有料）があるので，小児科医と相談して予防したい。

★【観察と記録】
❶ 全身状態：機嫌，食欲，遊べるか
❷ 便の性状：泥状・水様便など，不消化物の混入，粘液・血液の混入の有無，臭いなど
❸ 便の回数：排便回数，排便間隔
❹ 食事との関連：下痢を起こす前に摂取した食事等の内容
❺ 他の症状の有無：発熱，吐き気，嘔吐，腹痛など
❻ 脱水症状の有無：表3-3参照
❼ 同じ症状の子どもの有無の確認（食中毒も考える），子どもの家族の症状の有無，地域の感染性胃腸炎等流行の有無

★【緊急受診・保護者への連絡】

保護者への連絡が望ましい場合	至急受診が必要と考えられる場合
●食事や水分を摂るとその刺激で下痢をするとき ●腹痛を伴う下痢があるとき ●水様便が複数回みられるとき	●元気がなく，ぐったりしているとき ●下痢の他に，機嫌が悪い，食欲がない，発熱がある，嘔吐する，腹痛があるなどの諸症状がみられるとき ●脱水症状がみられるとき（以下の症状に注意すること） 　●下痢と一緒に嘔吐・水分が摂れない 　●唇や舌が乾いている 　●尿が半日以上出ない 　●尿の量が少なく，色が濃い 　●米のとぎ汁のような白色水様便が出る 　●血液や粘液，黒っぽい便が出る 　●けいれんを起こす
保育所における感染症対策ガイドライン	

表3-3
子どもの下痢と緊急受診のめやす

（保育所における感染症対策ガイドライン　p.73 より）

★【ケ ア】
❶ 表3－3の緊急受診や保護者への連絡を要する状態に十分注意する。
❷ 吐き気がなければ脱水症予防のため水分を与える。経口補水液が効果的で，スプーンなどで少量ずつ何回も与える。
❸ 1～2回の下痢だけで機嫌がよく食欲があるときは，普段より細かくしたやわらかめのものを少量ずつ与える。
❹ 肛門周囲のケアは以下の，☆【下痢のときの肛門周囲のケア】を参照。

★【注意事項】
❶ 排便の世話は使い捨て手袋を装着して行い，おむつの処理後の手洗いは十分に行う。
❷ 下痢の回数が多い場合は他児との接触を避け，使い捨てマスク，エプロンを着用し，別室でケアする。
❸ 保育室でのおむつ交換は避ける。
❹ 下痢の場合のおむつ交換は，使い捨て手袋，使い捨ておむつ，使い捨てのおむつ交換用シートを使用する。
❺ 感染性の病気を考えて，便の処理，汚染した衣類の処理は嘔吐物の処理方法に準じて行う。
❻ おむつ交換の場所，トイレの消毒を手順に沿って行う。

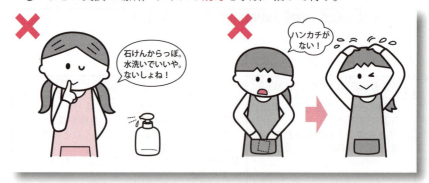

☆【下痢のときの肛門周囲のケア】
　おむつを着用している子どもが下痢をすると肛門周囲がただれやすい。お湯で濡らした脱脂綿などで優しく拭いて清潔にする。感染性胃腸炎流行時に園内の浴室等で子どもの肛門周囲を洗浄することは感染拡大につながるので避け，保護者に方法を教える。保湿も効果がある。

経口補水液：
第3章／❷子どもに起こりやすい体調不良とケア／❷嘔吐（p.42）側注参照。

手洗い：
感染を防ぐための基本的なスキル。第2章／表2－2，図2－1（p.22－23）を見てきちんと覚えよう。

便の処理：
便で汚れたおむつ，おむつカバーなどは園内で洗わず，ビニール袋に封入して保護者に持ち帰ってもらう。保護者に理由と消毒方法を伝える。布おむつを着用している子どもが下痢をした場合は紙おむつに切り替える。おむつ交換は手袋を装着しおむつ交換シートを用い手順に沿って行い，事後の消毒や手洗いをきちんと行う。
下痢の回数が多い場合は別室でケアし，他児と共有のおむつ交換台は使用しない。マスク，エプロンも着用する。紙おむつもビニール袋に入れて処分する。

トイレの消毒：
第2章／❸日常の清潔保持と消毒／❹清潔・洗浄と消毒（p.23）参照。下痢便が付着した床や便座は0.1％次亜塩素酸ナトリウム液を使用して消毒する。便器だけでなくドアノブや水栓なども0.02％溶液で消毒する。
＊0.02％（約200倍）次亜塩素酸ナトリウムの希釈方法（表2－6）（p.25）参照

4 咳

咳は，気道が気温の変化による刺激を受けたとき，埃などの異物を吸い込んだときなどに，それらを排除しようとする防御反応である。

しかし，咳が保育の場で問題となるのは，咳が肺炎や気管支喘息，食物アレルギーなどの症状であったり，咳に含まれる飛沫の中に感染力の強いウイルスや細菌が含まれていたりすることがあるからである。

気管支喘息：
『子どもの保健』第4章／③アレルギー性疾患／②気管支喘息（p.88）参照

食物アレルギー：
『子どもの保健』第4章／③アレルギー性疾患／①食物アレルギー（p.86）参照

★【観察と記録】

❶ 全身状態：機嫌，食欲，遊べるか，眠れるか
❷ 食物アレルギーの有無の確認
❸ 咳の観察
  - 咳の性質：コンコンという乾いた咳，ゴホンゴホンという痰のからんだような咳，ゼーゼーという喘鳴を伴った咳，犬の吠えるような咳など
  - 咳の持続時間
  - 咳の出やすい時間帯：夜中，明け方，起床時に多いかなど咳の出やすい時間帯
  - 体位や運動との関連：体位との関連，運動による誘発・増悪の有無
❹ 他の症状の有無：発熱，呼吸困難（苦しそうな顔，息が苦しいという訴え，ぐったりしている，顔色が青い，呼吸のつど肩が動いたり肋骨の間がへこんだりする，あおむけに寝かせると苦しがるなど），嘔吐など。

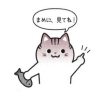

★【緊急受診・保護者への連絡】

保護者への連絡が望ましい場合	至急受診が必要と考えられる場合
●咳があり眠れないとき ●ゼイゼイ音，ヒューヒュー音があるとき ●少し動いただけでも咳が出るとき ●咳とともに嘔吐が数回あるとき	●ゼイゼイ音，ヒューヒュー音がして苦しそうなとき ●犬の遠吠えのような咳が出るとき ●保育中に発熱し，息づかいが荒くなったとき ●顔色が悪く，ぐったりしているとき ●水分が摂れないとき ●突然咳こみ，呼吸が苦しそうになったとき ※突然咳こみ，呼吸困難になったときは異物誤えんの可能性があります。異物を除去し，救急車を要請します。

保育所における感染症対策ガイドライン

表3－4
子どもの咳と緊急受診のめやす

（「保育所における感染症対策ガイドライン」p.75 より）

★【ケ　ア】
❶　楽な姿勢をとらせる。
❷　乳児の場合，縦抱きにして背中を軽くトントン叩く，またはさする。
❸　可能な場合，咳の合間に水分を少しずつ与える。
❹　乳児は咳とともに嘔吐しやすいので，咳が治まったときに少量ずつミルクや離乳食を与える。

★【注意事項】
❶　咳が保育開始前からの場合，保護者から熱の有無，睡眠状態，食欲，機嫌などの情報を得て保育可能か判断する。登園時にすでに前記表の「保護者への連絡が望ましいような症状」があるときは登園を控えてもらう。
❷　緊急受診や救急車要請，保護者への連絡の判断は表3－4を基準にする。
❸　元気で咳もなかった子どもが，突然咳込んで顔色が悪くなったような場合は気道異物の場合があるので直ちに異物除去を試み，救急車を要請する。
❹　食物アレルギーの症状のうち，緊急性の高いものとして，呼吸器症状がある。食後，ぐったりしているなど全身症状のほか，のどがしめ付けられる感じの訴え，声のかすれ，犬が吠えるような咳，息が苦しい，持続する強い咳込み，ゼーゼーする呼吸が一つでも見られる場合，処方されていればエピペン®を使用する。救急車の要請など緊急に医療機関受診が必要である。

☆【咳エチケットの教育】
　2歳以下の乳幼児の場合は保育者・職員全員が咳エチケットを厳守する。咳エチケットは保護者の協力も必要である。また，インフルエンザなどの流行期は子どもの手を取って石けんと流水で手洗いを行う。
　3歳くらいから理解力に応じて教材を工夫し，インフルエンザなどの流行前に教育する。最近では子ども用のマスクが各種販売されている。子ども同士がマスクの交換をしたりしないように注意する。マスクの正しいかけ方も教育する。

気道異物：
食物が気道に入ってしまったり，ボタン電池などを気道に吸い込んでしまったりすること。

異物除去：
第3章／❶子どもの救急法／❷気道異物の除去（p.74）参照

食物アレルギー：
『子どもの保健』第4章／❸アレルギー性疾患／❶食物アレルギー（p.86）参照

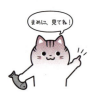

第3章　子どもの体調不良に対する適切な対応　　47

> ● **コラム　《咳エチケット》**
>
> - 咳・くしゃみが出る時は，他の人にうつさないためにマスクを着用しましょう。マスクを持っていない場合は，ティッシュや腕の内側などで口と鼻を覆い，他の人から顔をそむけて1m以上離れましょう。
> - 鼻汁・痰などを含んだティッシュはすぐにゴミ箱に捨て，手のひらで咳やくしゃみを受け止めた時はすぐに手を洗いましょう。
> - 咳をしている人にマスクの着用をお願いしましょう。

5　腹　　痛

　乳幼児は痛みを正確に訴えることができないので，子どもの表情・顔色・姿勢・歩き方・泣き方などから腹痛を疑うことがある。また，幼児は痛みや調子の悪さをすべて「おなか痛い」と表現することがあるので，全身をよく観察する。腹痛の中には感染性の胃腸炎や手術を要するものも含まれ，判断がつかない場合は躊躇せず園医や嘱託医の指示を仰ぐことが必要である。ストレスが関与していることもある。

★【観察と記録】

❶　全身状態：機嫌，食欲，睡眠状態など
❷　痛みの状態・程度：痛み始めた時間，表情や痛みの訴えの変化，痛みの増強
❸　姿勢・歩き方：足を腹部の方に曲げて激しく泣く，前かがみでゆっくりでないと歩けない
❹　痛みの部位・腹部の様子：どの部位が痛むのか，触ると激しく泣いたりしないか，おなかが張っていないか，足の付け根に膨らみはないか
❺　嘔吐の有無
❻　痛みの継続性：持続的か周期的な痛み（周期的に激しく泣く）か
❼　食事との関連：食事摂取量，食後の腹痛か
❽　他の症状の有無：発熱，下痢，便秘，発疹などの症状

★【ケ　　ア】

❶　楽な姿勢で休ませ，十分に声をかけて不安を和らげながら観察をする。
❷　家族からの報告で，排便がなく腹部が張っているようならトイレに座らせてみる。

イチゴゼリーのような便：
『子どもの保健』第 4 章／**4**消化器疾患／**2**腸重積（p.89）参照

手術が必要な場合：
『子どもの保健』第 4 章／**4**消化器疾患／**3**そ径ヘルニア（p.89）参照
乳幼児の場合は腸重積，年長児や学童であれば急性虫垂炎などのために手術することがある。そ径ヘルニアのある子どもは嵌頓（かんとん）を起こすことがあるので注意が必要である。

★【注意事項】
❶ 腹痛が治まらない，嘔吐，下痢が見られるようであれば，早めに迎えを依頼し受診させる。
❷ 激しい腹痛と思われるとき，血便，イチゴゼリーのような便，発熱を伴う，嘔吐・下痢がひどいときには直ちに受診する。
❸ 激しい腹痛のため，顔色が悪くぐったりしているときは，救急車を要請する。
❹ 時に手術が必要な場合があるので，腹痛を訴えるときは飲食を控える。

6　便　　秘

便秘は，排便回数が減って数日間便がない状態や，いきんでも出なかったり，排便時に痛みや出血を伴う状態をいう。

便秘の原因には，乳児期に見られる生理的なもののほか，母乳や食事量の不足によるもの，排便をがまんして起こる習慣性のものがある。ときに腸管の奇形や脳性麻痺に伴うものなどがある。

2～3日排便が見られなくても食欲や機嫌に問題がなく，その後スムーズに排便が見られれば心配ないことが多い。

★【観察と記録】
❶ 全身状態：機嫌，食欲，遊びの様子
❷ 排便の様子
- 便秘の期間
- 排便時のいきみの様子，痛みや出血の有無
- 普段の便の状態，便の性状（硬さ，コロコロ，出血など），量
- 普段の排便の回数，間隔
- 生活習慣との関連（授乳の状況，体重増加，食事量と内容，排便の習慣，運動習慣）
- 他の症状の有無：食欲不振，腹部膨満（ぼうまん），腹痛，嘔吐など

★【ケア】
❶ 授乳・食事への助言
- 乳児：母乳栄養児で体重増加不良がある場合，混合栄養も考える。
- 離乳食を開始している乳児・幼児：月齢や年齢に応じ，食物繊維を含んだ食品（いも，豆，野菜，果物など），乳酸菌を含む食品（ヨーグルト，納豆など）をバランスよく取り入れるよう助言する。

❷　生活習慣への助言
- 子どもの就寝時間が遅いと起床時間が遅れ，朝食欠食や排便時間が取れないことにつながり，便秘を招きやすい。少しずつ起床・就寝時間を早くして，朝食を食べ，トイレに行く時間を確保したい。夕方に排便することが習慣になっている場合は無理に直す必要はない。
- 休日も運動を取り入れられるよう保護者と相談する。

★【注意事項】
❶　便秘を繰り返す，5日以上便が出ない，嘔吐や腹痛がある，排便時に痛がる場合は受診をすすめる。
❷　浣腸や下剤の使用は保育所等では行わない。

7　発　疹

　発疹の種類には斑（平らでまだら状），丘疹（小さなプツプツ），水疱（水ぶくれ），膨疹（盛り上がっていて大きさ形はいろいろ）などがある。発疹は皮膚や粘膜に起こる変化で，全身の病気の症状の一つとして現れるものと，皮膚の病気として現れるものがある。

　発疹の種類は病気によって異なる。保育所等では「学校保健安全法施行規則」により出席停止となる発疹を伴う感染症（麻しん，風しん，水痘，溶連菌感染症）に注意し，食物アレルギーのある子どもにおいては症状の一つとしての皮膚の変化に注意する必要がある。手足口病や伝染性紅斑などは特有の発疹が見られるが全身の状態がよければ必ずしも出席停止とはならない。

★【観察と記録】
❶　全身状態：機嫌，食欲，睡眠，遊びの様子
❷　食物アレルギーの有無の確認
❸　他の症状の有無：発熱，咳，呼吸困難，腹痛，関節痛，嘔吐，下痢など
❹　発疹の発生部位：どこからでき始めどう広がっているか，全身か，服から出ている場所だけか
❺　発疹の状態：いつから，色・形・大きさ・種類，増えているか，かゆみ・痛みの有無
❻　関連要因の推測：食べもの，飲み始めた薬はないか，園内や地域で流行している感染性の疾患など
❼　予防接種歴，感染症既往の確認

発疹の種類：
『子どもの保健』第4章／❶感染症と予防接種／❶ウイルス感染症（p.80）側注参照

インターネットには発疹の映像がたくさんあり，初めて見るとびっくりする可能性があります。まず，「丘疹とは」「膨疹とは」などで検索し，皮膚科医のホームページを見るとよいでしょう。次に「水ぼうそう　発疹」などを検索すると特有の発疹を理解することができます。

麻しん，風しん，水痘：
『子どもの保健』第4章／❶感染症と予防接種／❶ウイルス感染症（p.80）参照

溶連菌感染症：
『子どもの保健』第4章／❶感染症と予防接種／❷細菌感染症（p.83）参照

食物アレルギー：
『子どもの保健』第4章／❸アレルギー性疾患／❶食物アレルギー（p.86）参照

（前頁）
手足口病，伝染性紅斑：
『子どもの保健』第4章
／❶感染症と予防接種／
❶ウイルス感染症／❻
伝染性紅斑❼手足口病
（p.81）参照

★【保護者への連絡や受診のすすめ】

保護者に連絡し，受診が必要と考えられる場合
●発しんが時間とともに増えたとき 発しんの状況から，以下の感染症の可能性を念頭におき，対応すること ●かぜのような症状を伴う発熱後，一旦熱がやや下がった後に再度発熱し，赤い発しんが全身に広がった（麻しん） ●微熱程度の熱が出た後に，手の平，足の裏，口の中に水疱が出た。（手足口病） 　※膝やおしりに発しんが出ることもある ● 38℃以上の熱が3〜4日続き下がった後，全身に赤い発しんが出た（突発性発しん） ●発熱と同時に発しんが出た（風しん，溶連菌感染症） ●微熱と同時に両頬にりんごのような紅斑が出た（伝染性紅斑） ●水疱状の発しんが出た（水痘） 　※発熱やかゆみには個人差がある ※食物摂取後に発しんが出現し，その後，腹痛や嘔吐などの消化器症状や，息苦しさなどの呼吸器症状が出現してきた場合は，食物アレルギーによるアナフィラキシーの可能性があり，至急受診が必要となります。 　（参照：「保育所におけるアレルギー対応ガイドライン」 　　　　　http://www.mhlw.go.jp/bunya/kodomo/pdf/hoiku03.pdf 　　　　　「保育所におけるアレルギー対応ガイドラインQ＆A」 　　　　　http://www.mhlw.go.jp/bunya/kodomo/pdf/hoiku04.pdf）

保育所における感染症対策ガイドライン

**表3－5
子どもの発疹と受診のめ
やす**

（保育所における感染症対策
ガイドライン　p.76より）

★【ケ　　ア】

❶　発熱を伴い，感染力の強い疾患が疑われるときには他の乳幼児との接触を避け，症状に応じたケアを行う。保護者の迎えを要請し，受診をすすめる。

❷　かゆみを伴う発疹の場合は子どもの爪を短く切り，爪やすりをかけ皮膚を傷つけないようにする。肌着や衣服は刺激の少ないものを着用してもらう。受診をすすめる。

❸　口の中に水疱や潰瘍ができている場合の食事は，酸味や辛味がなく，水分の多い柔らかいものを与える。

★【注意事項】

❶　食物アレルギーがある子どもの場合，食後の急激な皮膚のかゆみや発疹，呼吸困難，嘔吐や腹痛が発現した場合は，処方されていればエピペン®の使用，救急車の要請など迅速な対応が必要である。

❷　**紫斑**があるときは小児科受診をすすめる。

紫斑：
『子どもの保健』第4章
／❼血液疾患／❷血小板
減少性紫斑病（p.91）参照

8 頭　　痛

　子どもが，頭が痛いという感覚を認知してズキズキするなどと表現できるのは 5 歳以上になってからと言われる。しかし，**インフルエンザ**，**髄膜炎**，**中耳炎**などの感染症に伴う症状であるほかに**頭部外傷**や脳腫瘍などの症状のこともある。偏頭痛も子どもに比較的多くみられる。保育の場では，家族から情報を得，子どもの訴えに耳を傾けるとともに，ほかの症状の有無を観察して早めの受診に結び付けたい。

★【観察と記録】
1. 全身状態：機嫌，食欲，意識がはっきりしているか
2. 頭痛の起こり方：いつからか。突然始まったのか，一過性のものか，時々繰り返すか，繰り返す場合，朝方か昼間かなど 1 日のうちいつ起こりやすいのか。
3. 痛みの様子：強い痛みなのか，次第に悪化する痛みなのか（表情や眠れるかどうかなどから判断する）
4. 頭痛が始まった状況：頭部打撲の有無，ストレスなど
5. 他の症状の有無：発熱，吐き気，嘔吐，意識障害（ウトウトする），けいれん，麻痺など

★【ケ　ア】
1. 静かな，明るさを下げた部屋で安静にする。
2. 楽な姿勢で休ませる。

★【注意事項】
1. 保育所等では鎮痛剤は原則として使用しない。
2. 発熱，吐き気，嘔吐を伴う場合，迎えを要請して早急に受診させる。
3. 頭部打撲の後，頭痛を長く訴える場合は受診させる。
4. 呼びかけてもウトウトしている，けいれんや麻痺がある場合は救急車を要請する。
5. 繰り返し頭痛を訴える場合は早期の受診が必要である。
6. ストレスが関与している場合もあると言われるが，安易な判断を避け，子どもの発する症状（体のサイン）の観察，子どもの言葉に耳を傾けることが重要である。

（中根淳子）

インフルエンザ：
『子どもの保健』第 4 章／1 感染症と予防接種／1 ウイルス感染症／9 インフルエンザ（p.82）参照

髄膜炎：
『子どもの保健』第 4 章／9 神経系疾患／1 髄膜炎・脳炎（p.92）参照

中耳炎：
『子どもの保健』第 4 章／13 耳の疾患（p.96）参照

頭部外傷：
第 3 章／3 子どもに起きやすい事故の応急処置／4 頭部外傷・頭部打撲（p.56）参照

ココも、見てね！

● **コラム 《保育所等で薬を与えること》**

　保育所保育指針解説には与薬への留意点として保育所において薬を与える場合は，医師の指示に基づいた薬に限定し，保護者に医師名，薬の種類，内服方法等を具体的に記載した「与薬依頼票」を持参させることが必須であると明記されている。

　本来，子どもに処方された薬は保護者が与えるものであるが，子どもの健康回復への支援として，保育中に保育士や看護師等が与薬の代行をすることがある。そのため薬の事故や与薬忘れがないよう以下の注意が必要である。

●保育所保育指針解説に基づく与薬の注意事項
　★与薬依頼票は図（p.53）のように医療機関名や連絡先等，薬の内容や使用方法を保護者が記入して，薬とともに保育者あるいは看護師等に手渡す。
　★薬は他の子どもが誤って内服することのないように施錠できる場所か子どもの手が届かない棚に保管する。
　★水薬・粉薬は保育時間帯に与薬しなければいけない分（通常1回分）とし，個々の薬の袋，容器に記名してもらう。軟膏や目薬にも記名してもらう。
　★与薬は，保育士，看護師等が複数で実施し，重複与薬，人違い，与薬量の誤認，与薬忘れ等がないようにする。指示通りに与薬を実施したのち，与薬依頼票に記録し管理する。連絡帳にも記録し，保護者に伝える。
　★坐薬（けいれんどめなど）を使用する場合には，主治医の具体的な指示書に基づき，慎重に取り扱う。

　＊子どもが医療機関を受診した時には登所・登園が可能か医師に相談するよう，保護者に伝えましょう。
　＊薬は可能であれば朝・夕などにしてもらい保護者に与えてもらいましょう。
　＊カプセル・錠剤は原則預かりません。
　＊エピペン®についてはp.114を参照してください。

●薬の飲ませ方
　★薬剤情報提供書を与薬依頼票とともに預かり，副作用や一緒に摂取すると効果が弱まる食品（果汁・牛乳）がないかチェックしましょう（薬剤情報提供書は返却）。
　★与薬依頼票に子どもが好む飲ませ方を記入してもらいましょう。
　★さあ，お薬の時間です。おっと，その前に手洗いしましょう。
　★上手に飲めたらほめましょう。

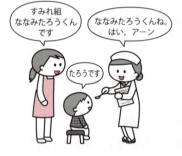

　●粉　薬
　そのまま飲ませるとむせるため，小皿などでごく少量の水を加えてトロッとしたらスプーンで与える。そのあと，スプーンで水を飲ませる。3歳くらいからは顆粒状の口で溶けやすい薬ならそのまま飲める子どももでてくる。飲んだ後は水を飲ませる。
　＊授乳用のミルクに薬は混ぜないようにしましょう。全部飲まないことや，味が変わり飲まない子どももいます。

　●シロップ
　指示に従い，必要があれば容器を振る。指示書から1回分であることを確認し，スプーンや小さなコップに移して飲ませる。スプーンを好まない乳児にはスポイトや乳首を使用してもよい。幼児期になると次第に小さなコップなどで飲めるようになる。
　＊1回分だからと言って薬の容器から直接飲ませてはいけません。家で勘違いしてたくさん入っている薬をゴクゴク飲んでしまったら大変です！

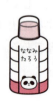

第3章　子どもの体調不良に対する適切な対応

● 塗り薬

手を洗う。与薬依頼票の使用法に従って塗る。軟膏やクリームは何センチくらい出すのか，どのくらいの範囲に塗るのか与薬依頼票に記入してもらう。

● 坐　薬

肛門に入れる薬。吐き気止め，解熱剤，けいれん止めなどがあるが保育所等では特別な場合を除いて使用しない。主治医の指示書とともに預かっている場合でも，使用時は保護者に連絡の上，慎重に使用し，必要があれば迎えを要請する。

使い捨て手袋を装着する。おむつを使用している子どもは仰向けで両足を軽く上げ，幼児は横向きで両足を胸のほうに曲げてもらって肛門から約2cmのところまで挿入する。ティッシュで2分ほど肛門を押さえて出てこないようにする。子どもがいきんですぐに出てきた場合は再度挿入するが，小さくなっている場合は主治医等に相談する。坐薬の先端にワセリンを少量つけると入れやすい。

＊坐薬はそのまま使えると便利なのですが，乳児の場合，体重に応じて1本を切って使用するよう指示されることがあります（図）。

〈座薬の切り方〉
ハサミで袋ごと切り，残りは捨てる

肛門にはこちらから入れる

1／2　　2／3

与薬依頼票
（保護者記載用）

年　月　日記

依頼先	保育園名　　　　　　　　　　　　　　宛
依頼者	保護者氏名　　　　　㊞　連絡先　電話 子ども氏名　　　　（男・女）　歳　カ月　日
主治医	電話 （　　　　　　　病院・医院）　FAX
病　名 （又は症状）	

（該当するものに○、または明記）
(1) 持参したくすりは　　年　月　日に処方された　日分のうちの本日分
(2) 保管は　室温・冷蔵庫・その他（　　　　　　　　　　　　　　　）
(3) くすりの剤型　粉・液（シロップ）・外用薬・その他（　　　　　　）
(4) くすりの内容　抗生物質・解熱剤・咳止め・下痢止め・かぜ薬・外用薬（　　　）
　　（調剤内容）

(5) 使用する日時　　年　月　日〜　月　日　午前・午後　時　分
　　　　　　又は食事（おやつ）の　分前・　分あと
　　　　　　その他具体的に（　　　　　　　　　　　　　　　　　　）
(6) 外用薬などの使用法

(7) その他の注意事項
　　　　　　　　　　　　　　　薬剤情報提供書　（あり・なし）

保育園記載	
受領者サイン	
保管時サイン	月　日　時　分
投与者サイン	投与時刻　月　日　午前・午後　時　分
実施状況など	

3 子どもに起きやすい事故の応急処置

1 ショック

出血，アレルギー（アナフィラキシー），脱水などによる急性の抹消循環不全によって血圧が下がり，臓器や組織に十分な血液が運ばれないために起こる全身症状である。

傷病時には常にショックが現れていないかを観察する必要がある。

アナフィラキシーショック：
食物アレルギーによるアナフィラキシーショックの応急手当は，第5章／**2**アレルギー性疾患／**1**食物アレルギー（p.113）参照

1 ショックの徴候
次の症状が見られたらショックを疑い，応急手当をしながら，直ちに救急車を要請する。
1. 顔色が蒼白
2. 呼吸が浅く，速い
3. 脈が弱く，触れにくい
4. 額に冷や汗をかく
5. 皮膚が冷たく，湿った感じがする
6. 意識障害

2 ショックの応急手当
救急隊到着まで下半身を挙げ，仰向けに寝かせ，毛布などで保温をする。呼吸状態の観察を続ける。

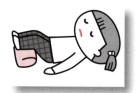

下半身の挙上：

2 出血と止血法

保育現場では，切り傷，擦り傷，刺し傷などの外傷に伴い出血することがある。また，開放骨折などにより出血が多くみられることもある。傷の状況を確認し応援を求めて手当を行う。可能な限り使い捨て手袋を装着する。

1 出血の状況と全身状態の観察
傷口を確認し，にじみ出るような出血であれば洗浄，直接圧迫止血を行う。傷が深い場合や刺し傷，開放骨折などで出血が多いなどの場合は救急車を要請する。拍動を伴う大出血の場合は，ただちに直接圧迫止血，救急車の要請をし，電話で心肺蘇生や応急手当の指示を得る。子どもを励ましながら全身状態を観察し，ショックの兆候に注意する。

開放骨折：
第3章／**9**突き指・捻挫・脱臼・骨折等／**3**捻挫・骨折・脱臼（p.66）参照

2 止血の実際

❶ 直接圧迫止血

傷口にガーゼを当て，強く押さえて止血するまで数分間圧迫する（図3－2）。使い捨て手袋を装着して止血する。圧迫によっても止血しない場合は，強く押さえながら医療機関に搬送する。

❷ 間接圧迫止血

傷口より心臓に近い主動脈を指や手で圧迫して，患部の方向に流れる血流を止めるものである。この方法は，止血部位から患部方向の主動脈の血流が止まるが，細動脈の血流は確保されているので，組織が酸素不足によって壊死する危険性はない。

しかし，手技が難しく止血効果も不十分な場合もあるため，現場ではあまり行われない。

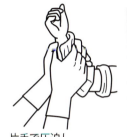

片手で圧迫し，もう一方の手で押し返す

図3－2
直接圧迫止血法

❸ 止血帯

止血帯は，その部位から末端部への血流を完全に止めてしまうので，30分以上経過すると組織の壊死をもたらすことがある。訓練を受けていない人は行わない。

3 傷の危険性と応急手当

傷の種類には，① 切り傷（切傷），② 刺し傷・咬み傷（刺傷・咬傷），③ すり傷（擦過傷），④ はさんだ傷・つぶれた傷（挫滅創）などがある。種類によって，危険性が異なるので手当のポイントも違う。

以前は消毒を行っていたが，細菌だけではなく正常な組織もダメージを受け，回復が遅くなることから，基本的には流水で洗浄するだけで消毒は行わない。近年，ラップや様々な絆創膏が市販されているが，正しく使用しないと感染を起こすことがある。傷が赤く腫れたりなかなか治らない時は，医療機関を受診する。

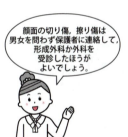

顔面の切り傷，擦り傷は男女を問わず保護者に連絡して，形成外科か外科を受診したほうがよいでしょう。

❶ 切り傷

傷が汚れている場合は流水で汚れや異物を洗った後に圧迫止血し，患部を保護ガーゼ等で覆う。傷が深い場合や止血しにくい場合は受診する。

❷ 刺し傷・咬み傷

傷口が小さくて出血は少ない場合でも，雑菌が深部まで入り込むことが多

い。まず流水で雑菌を流し，保護ガーゼ等を当てる。傷の内部で出血が広がることがあるため，止血できていても医療機関に受診する。また，動物に咬まれた場合や子ども同士で咬まれた場合も感染症の心配があるので，傷が小さくても必ず受診する。

蜂に刺された場合は，アナフィラキシーショックとなる場合があるため，30分は児の状態を注意深く観察する必要がある。

❸ すり傷

出血が多くなければ，手でこすりながら流水で汚れを洗い流す。止血していればそのままでよい。止血しない場合は保護ガーゼなどを当てて医療機関を受診する。

❹ はさんだ傷・つぶれた傷（挫滅創），打ち身（打撲傷）

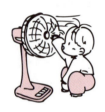

内出血・骨折・脱臼を起こしたり，爪が抜けることもある。最初に冷却することで腫れや内出血を軽くすることができる。

患部の変形や腫れ，動かそうとすると激しく痛むなどの場合は，添え木や三角巾などで関節の動きを制限するように固定して受診する。

外見上は軽症に見えても，筋肉などが挫滅している場合があるため，はさまったり強く打ちつけた傷の場合は，医療機関を受診する。

4　頭部外傷・頭部打撲

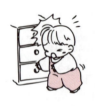

頭のけがの場合には，特に意識の状態に注意しなければならない。外部からわかる傷がない場合でも，頭蓋内で異常が起こっていることがあるため強く頭を打った場合は，受診が必要である。

❶ 心配な場合の応急手当

頭部を打って一度でも意識がなくなったり，出血が多い場合は，直ちに救急車を要請し，消防指令員の指示に従う必要がある。

救急隊が到着するまでは以下のことに気をつける。

❶ ゆさぶったり，大きな声で呼びかけない。
❷ 水平に寝かせ，頭が動かないようにする。
❸ 頭部から出血している場合は圧迫止血を試みる。
❹ 呼吸していない場合は，直ちに心肺蘇生法を行う。
❺ 頭蓋骨が変形している場合は無理に圧迫止血せず，消防指令員に指示を仰ぐ。

頭が動かないよう： 高いところから落下して頭部を打ち，手足が動かない時は，頸椎の損傷が疑われるので，体，頭，ともに動かさず直ちに救急車を要請し，指示を仰ぐ。

2 ほぼ，心配がないと思われる場合の応急手当

頭を打った後にすぐ泣き，意識もはっきりして出血もしていない場合は，すぐに救急車を要請する必要はないが，数時間〜数日後に障害が現れることがあるので，できるだけ早く医療機関を受診する。

数分間は横に寝かせ，変化がなく元気であっても，当日はなるべく安静に過ごす。２日間を経過するまでは激しい遊びは控える。

呼びかけによる反応がいつもと違ったり，けいれんを起こした場合，乳児で大泉門が腫れてきた場合は直ちに医療機関に搬送する。

保育所で頭部打撲があった場合，必ず保護者に状況を伝え，観察ポイントを指導する。

心配な場合	❶呼吸が困難，呼吸していない ❷意識がおかしい，意識がない 　（言うことがおかしい，もうろうとしている） ❸顔色が悪い，しばらく泣かない，ぐったりしている ❹耳から出血している，鼻血が止まらない ❺吐き気がある，吐く ❻けいれん（ひきつけ）がある ❼頭痛，発熱がある
心配がない	①すぐに泣き出し，意識がはっきりしている ②泣きやんだ後，機嫌や顔色がいつもと変わらない ③泣き疲れて眠ってしまったら，30分〜１時間おきに起こしてみる，目がさめれば安心

表３−６
頭のけがの観察と判断

大泉門：
『子どもの保健』第２章／❸乳幼児期の身体発育の概要／❹大泉門（p.21）参照

5 熱　　傷

❶ 熱傷の危険性

重症の熱傷（やけど）では，熱の作用で受傷部位の損傷だけでなく，体液のアンバランスが生じ，ショックを起こしやすくなるので注意が必要である。

❷ 熱傷の程度

熱傷の程度は，「広さ」と「深さ」に分けて考えられる。

❶ 広　さ

子どもでは体表面積の10%以上の熱傷では生命の危険がある。幼児の片手全体で10%，片足全体で15%といわれている（5の法則）。

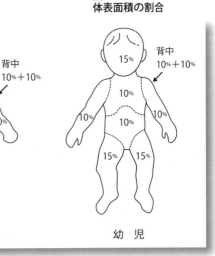

図３−３
体表面積の割合

❷ 深　さ

Ⅰ度〜Ⅲ度に区分される。Ⅰ度は表皮が（赤く，痛む），Ⅱ度は真皮まで（水疱），Ⅲ度は皮下組織まで（焼けて，硬い）損傷しているものである。損傷が及ぶ深さは熱が作用した時間にも関係するので，直ちに冷やすことが重

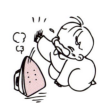

❸ 応急手当
❶ 冷やす
① およそ10分以上，痛みがやわらぐまで流水で冷やす。
② やけどの範囲が5％以上の場合は冷やした後，できるだけ早く受診する。
③ やけどの範囲が10％以上の時は，救急車を要請し指示を仰ぐ。

❷ 着衣の上からやけどした場合
① 脱がせずに，着衣のままで冷やす。

❸ 医療機関の受診
① Ⅱ度以上の熱傷もしくは5％以上の広さであれば，できるだけ早く医療機関を受診する。**ショック**の徴候に注意する。
② 10％以上の熱傷は救急車を要請する。

❹ 注　意
① 受診前に消毒液を使用したり，塗り薬を塗ったりしない。
② アロエなどは細菌感染の危険があり使用しない。

> **ショック：**
> 第3章／❸子どもに起きやすい事故の応急処置／❶ショック（p.54）参照

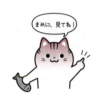

6　熱　中　症

　熱中症は死に至る恐れのある病態だが，適切な予防法によって防ぐことができる。子どもは体温調節機能が未発達で，同じ環境下でも大人に比べて熱中症の危険性が高い。保育のうえで予防に十分な配慮が必要である。

　持ち歩きができる熱中症計もあり外での活動前にはチェックしておくとよい。また環境省はホームページ上で熱中症危険度の情報を提供している。これは熱環境の状態を表す指数（**暑さ指数：WBGT**）について，3日分の予報を提供している。

　予防と応急手当についてマニュアルを作ることが必要である。環境省のホームページにフローチャートがあり，参考に作成するとよい。

> **暑さ指数（WBGT）：**
> 単位は「℃」であるが気温の他に湿度・輻射熱を取り入れて計算したもの。熱中症の危険度を判断するものとして環境省が情報提供している。

❶ 熱中症が起こる仕組み

　熱中症は高温の環境下で，体内の水分や塩分のバランスが崩れたり，体内の調節機能が破綻するなどで発症する障害の総称である。

　通常，暑いときは皮膚に多くの血液が流れ込み熱伝導によって体温を下げ，汗をかくことで体温を低下させている。これは自律神経の調節機能によるが，それが破綻したり，大量の汗によって水分や電解質が失われると，うまく体温が下げられなかったりして熱中症をおこす。

❷ 環境要因

熱中症は梅雨の合間に突然気温が上昇した日や，梅雨明けの蒸し暑い日など，体が熱さになれていないときに多く発生している。室内で起こる場合も多く，次のような環境下では注意したい。

① 気温が高い・湿度が高い，② 風が弱い・日差しが強い，③ 照り返しが強い・輻射熱(ふくしゃねつ)が強い，④ 急に暑くなった。

❸ 症状と重症度

めまい・たちくらみ・筋肉痛・大量に発汗などが見られたときは熱中症が進んでいると考えなければいけない。熱中症の重症度を軽症～重症に分けてとらえて適切な応急手当を行う。

❹ 応急手当

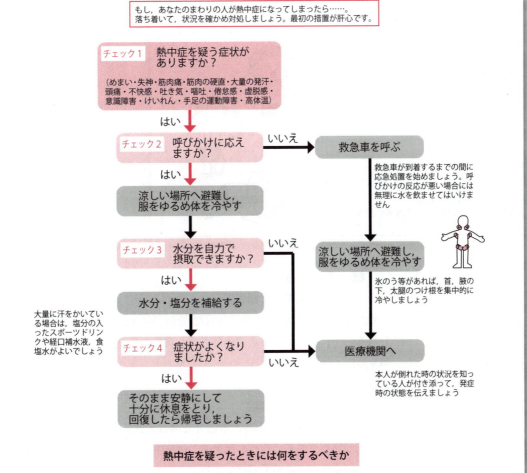

図3－4
熱中症の応急処置

(環境省「熱中症環境保健マニュアル2018」p.24 より)

クーラーのきいた部屋や，通風がよい日陰などに運び，衣類を緩める。意識や呼吸に障害がある場合は直ちに救急車を呼ぶ。意識があっても，自分で水分が摂れない，あるいは症状が改善しない場合は医療機関へ搬送する（図3－4）。

❶　軽症（Ⅰ度）の場合

現場の応急手当で対処できる軽症である。手当てしながら経過を観察する。

横にして本人の楽な体位をとらせる。身体を水で濡らしたタオルで拭いたり，あおいで風を送る。水をかけるよりも，濡れタオルで肌を拭いた方が熱の放散効果が大きい。

吐き気がなければ，スポーツドリンクや経口補水液などで水分と塩分を補給する。

❷　中等症〜重症（Ⅱ度・Ⅲ度）の場合

直ちに救急車を呼ぶ。Ⅱ度は病院での治療を必要とする中等症，Ⅲ度は集中治療を要する重症である。呼びかけても反応がおかしい・応えないなど意識障害が見られる場合は水分を飲ませてはいけない。救急車が来るまでの間，冷却は継続しなければならない。呼吸の状態などもあわせて観察し，対応を消防指令員と相談しながら救急車を待つ。

表3－7
熱中症の程度と症状

	症　状	
軽 （Ⅰ度）	めまい 立ちくらみ 筋肉痛 汗がとまらない	
中 （Ⅱ度）	頭痛 吐き気 体がだるい（倦怠感） 虚脱感	
重 （Ⅲ度）	意識がない けいれん 高い体温である 呼びかけに対して返事がおかしい まっすぐに歩けない，走れない	

5　予　防

❶　子どもをよく観察する

顔が赤く，汗を大量にかいているときは深部体温が上昇していることが伺われるので，涼しいところで休息させ，立ちくらみ，筋肉痛の有無なども観察する。

❷　水分・塩分補給

暑さ指数（WBGT）が21℃を超えた時は運動の際にこまめに水分・塩分の補給が必要である。屋外の活動前，休息中には必ず水分と適度な塩分を補給する。室内にいる時も同様である。

❸ 暑さを避ける

暑さ指数（WBGT）が28℃を超えると，熱中症の発生が急増するため厳重な警戒が必要である。屋外でのサッカー，ドッジボール，おにごっこ，徒歩遠足のような激しい活動は避ける。

屋外では帽子をかぶり，涼しい服装で遊ばせる。15分毎には日陰で休憩をとり，水分や塩分を補給する。

子どもは身長が低いので路面からの輻射熱が高く，受ける熱は大人よりも3〜4℃高い。特にアスファルト上のベビーカーや自動車内が危険である。室内の気温の上昇にも注意し，適切にクーラーを用いる。

7 異物の誤飲

5歳未満の子どもに多くみられ，乳児は特に注意を要する。保育所等では薬品の保管にあたっては，子どもの手の届かない場所が原則である。普段から保育室の整理整頓を行い，誤飲しやすいものがないように，また何かが無くなった場合にすぐにわかるようにしなければならない。

> **誤飲：**
> 誤飲とは，有害・危険なものを飲み込んでしまうこと。誤嚥とは，異物が気道に入った場合であり，窒息の危険が高い。

❶ 身のまわりで，よく誤飲されている物

家庭内では，タバコが約半分を占め，次いで化粧品や医薬品が多く，その他にはボタン電池，コイン，洗剤，灯油・ガソリンなどが原因となっている。

❷ 誤飲が疑われる場合

いつもと変わりがなく元気だった子どもが，気付いたときに，① 急に泣き出したり苦しそうにしている，② 意識や呼吸の障害がある，③ 吐いた物に特異な臭いがある，④ 呼気に異臭がある，⑤ 唇や口の周りがただれている，⑥ ボタン電池がなくなっていたり，ビン・カン・容器などがころがっているなどの場合。

極めて危険であり，応急手当をしながら救急車を呼び，医療機関に搬送する。誤飲した物によって応急手当が異なるので，「中毒110番」などに相談するのもよいであろう。

誤飲したときの電話相談窓口
中毒１１０番・電話サービス

情報提供料無料の，一般市民専用サービスです。
▶大阪中毒110番（365日，24時間対応）
　０７２−７２７−２４９９
▶つくば中毒110番（365日，9時〜21時対応）
　０２９−８５２−９９９９
▶タバコ専用電話（365日，24時間対応）
　０７２−７２６−９９２２　※テープによる一般市民向け情報提供

3 応急手当
❶ 誤飲したと思われる容器の,「注意事項」に沿って手当する。
❷ 顔を横に向け,吐物による窒息を防ぐ。
❸ 救急車を呼び,消防司令員の指示に従って手当する。
❹ 反応がない場合は呼吸を確認し,呼吸がなければ胸骨圧迫から心肺蘇生法を開始する。
❺ 医療機関を受診する場合には誤飲を疑ったものの容器や同じものを持っていくとよい。

8 目・耳・鼻の異物

1 目の異物

眼球に異物が刺さったり,傷がつくと失明することがある。運動場で使う石灰や,漂白剤,洗剤などのアルカリ性の薬品も目に入ると非常に危険である。眼球の傷や薬品による障害の場合は,応急手当をしてから早急に眼科を受診する。

❶ 目に異物が入った
目をこすらない（角膜に傷がつくことがある）。次の方法を試み,それでも取り除けなければ眼科を受診する。
① 洗面器に水を汲んで顔をつけ,まぶたを眼球から離し目をパチパチさせる。
② 異物が入った方の目が下になるように横向きに寝かせ,まぶたを眼球から離して,流水で異物を流す。

❷ 眼球に刺さっている,いつまでもゴロゴロする
刺さった物を抜いてはならない。障害のある方の目に保護ガーゼを当て,圧迫しないように注意しながら両目を包帯し,ただちに眼科を受診する。両目を覆うのは,眼球は両方が同時に動くからである。

いつまでもゴロゴロするのは,目のどこかに微小な粒子が刺さっているかも知れないので,同様に手当てして受診する。

❸ 薬品が目に入った
薬品が入った方の目を下にし,水をかけて十分に洗い,眼科を受診する。

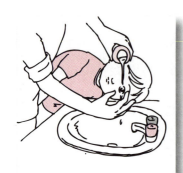

図3-5
目の洗い方

第3章　子どもの体調不良に対する適切な対応　　63

● コラム　　《歯に強い保育士になろう！》　―口腔外傷と応急手当編―

歯科医　平岩清貴

　運動機能の未発達や危険に対する認識の欠如などから乳幼児が歯や口腔にけがをすることがあり，それは室内でも屋外でも起こる。口唇や口周囲，口腔粘膜の損傷，歯牙の打撲，歯の破折，歯の脱臼（歯が抜ける，抜けそうになるなど），顎骨の骨折などが起こる。意識障害や出血，咬合異常などを伴うこともある。

　外傷で口の周りを打撲して，上下の前歯の一部が欠けたり，歯が折れたり，歯が動いたり，完全に抜けたりすることがある。歯の陥入（めり込む）が起こることもある。乳幼児の乳前歯は年齢によってはすでに歯根が吸収され始めていることもあり，比較的軽い打撲でも動揺することがある。

　外傷の受傷時に何かを口にくわえていなかったか，室内なのか砂場なのかあるいは溝のような汚いところだったかなど受傷状況を把握することは治療に影響することがあり必要である。また，受傷時の意識状態や口，鼻，耳からの出血の有無なども重要な情報である。基本的な応急手当は他の外傷と同様であるが，意識喪失，頭部や顔面の大きな外傷や拍動性の出血などの場合は救急車を要請する。その間，指令センター等の指示を仰ぎながら応急手当を行う。

　口の周りの打撲で口の中にも出血がみられない場合や口の周りの打撲と軽い擦過傷の場合は経過観察をする。口や顔の外傷により歯が動揺して周囲の歯肉から出血している場合，歯が欠けている場合などは歯科医を受診する必要がある。口唇や舌の裂傷が生じていることもある。このような場合は損傷部位に砂や小石が付着していないか注意する。受傷部を水などで洗うこともよい。創に対する応急処置は止血と創の固定である。

　口の周りの外傷の場合，自分の歯で口唇や口腔粘膜を傷つけ，それによる出血を認めることが多い。傷が汚れていれば流水等で洗い流し，落ち着いて清潔なガーゼを噛ませるなどして圧迫し止血を試みる。止血しなければ歯科医を受診する。傷が小さく止血できた場合はそのまま経過観察してよいが，傷が深い場合もあり，歯の動揺などがなくとも傷が深いと思われる場合は歯科医を受診する。

　永久歯が完全に抜けてしまっている場合は抜けた歯を乾燥させないように，できれば牛乳などにつけて，歯科医に持参すると抜けた歯をもとの場所に戻せる場合がある（歯の再植）。部位的に上の前歯の場合が多い。外傷の程度によっては顎骨骨折のこともあり，腫れや痛みが強く，上下の歯が噛み合わないときや意識喪失，ショック症状などが見られるときは早急に医療機関に受診あるいは救急車を要請する必要がある。

　歯の外傷は乳歯，永久歯双方に影響を及ぼし，完全治癒まで長期間を要することがあり，子どもや保護者の心身の苦痛は大きい。保育現場においては歯・口の外傷を予防する環境づくりのため，施設，遊具などの安全点検を行うとともに，校内・地域における犯罪防止対策，交通安全などを行う。日頃から生活安全に関する意識をもち行動できるよう，年令に応じた指導も大切である。

❷ 耳の異物

次の方法でも入った物がとれなければ，耳鼻科を受診する。

❶ 水が入った

水が入った方の耳が下になるように頭を傾け，片足で跳ねる。

無理に綿棒で拭き取ろうとすると鼓膜を傷つけることがあり，取れなくても自然乾燥するので心配ない。

❷ 虫が入った

無理に取ろうとすると，虫が暴れて鼓膜を傷つける可能性があるので，耳かきやピンセットなどで取ろうとせず，耳鼻科を受診する。

耳を上にして寝かせ，耳たぶを引っ張ったりすると出てくることがある。また，暗い場所を好む虫も多く，暗いところで同様のことを試してみるのもよい。

❸ 豆・おもちゃなどが入った

豆は時間がたつと，膨らんで取りにくくなるので受診が必要になる。

異物が入った方の耳が下になるように頭を傾け，片足で跳ねると出てくることもあるが，取れない場合は，ピンセットなどを使わず，耳鼻科を受診する。

❸ 鼻の異物

鼻に入った異物は，時間がたつと取り出しにくくなるので，次の方法で取れなければ耳鼻科を受診する。小さい物の場合は，吸い込まれて気道に入る危険もある。

異物が入っていない方の鼻を押さえて，強く鼻をかませても取れない場合は，すぐに耳鼻科を受診する。

ピンセットは，鼻粘膜に傷を付けたり異物を奥に入れてしまったりするので使ってはいけない

9 突き指・捻挫・脱臼・骨折等

関節や骨に対して，強い力が外部から加えられると，脱臼・捻挫・骨折などが起こる。これらは複合的に起こることもあり，症状は患部の痛みと腫れが中心で，応急手当にあたっては，骨折と捻挫・打撲の区別はできない。このような場合は「骨折等が疑われる」と考えて，患部を冷やし，固定することが大切である。

応急手当が済んだら，全例，医療機関を受診することが望ましい。患部の

変形，強い痛み，腫れがひどい場合は直ちに医療機関を受診し，大量出血，顔面蒼白などのショック症状を認めた場合は救急車の要請を行う。

● **一般的な応急手当**

特殊な場合を除き，軽い怪我には手当の頭文字を用いて「RICE」で対応する。

R（Rest）：怪我をしたところを動かさずに安静に保つ。
　　これにより怪我の悪化を防ぐ。
I（Ice）：冷却。氷嚢などで冷やす。
　　これにより痛みを軽減し，内出血や炎症を抑える。
C（Compression）：圧迫。包帯などで圧迫する。
　　これにより出血や腫れを防ぐ。圧迫した先が青くなるようでは圧迫のしすぎなので注意する。
E（Elevation）：挙上。けがをしたところを心臓の位置より高い位置に保つ。これにより内出血や痛みを防ぐ。

以下は具体的な障害に関して述べる。

❶ 突き指

指の関節の障害である。捻挫，脱臼，骨の傷，皮下骨折などがいっしょに起こっている場合があり，整形外科受診が望ましい。

❶ 応急手当

① 流水や氷嚢などで痛みがやわらぐまで冷やす。
② 厚紙などを添え，テープで関節が動かないよう固定する。
③ 関節が曲がっていたら，曲がったままの状態で固定する。
④ 変形を元に戻す，引っ張る，クルクル回すなどは障害を悪化させることがあり，してはならない。

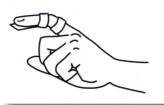
図3-6
突き指の固定

❷ 肘内障

子どもの手を引っ張るとか，手を持って身体を持ちあげたときに，急に腕を動かせなくなり痛がって泣くことがある。これは肘の靱帯が少しずれたために起こるもので，肘内障といい，後遺症はないが8歳くらいまでみられる。現場での診断はできないのでRICEで応急手当をし，動かさずに小児科や整形外科を受診する。

3 捻挫・骨折・脱臼

転倒，衝突，転落などの場合に起こることがある。症状は激しい痛み，腫れが中心で，現場では捻挫・骨折・脱臼の区別は難しいことが多い。

子どもを寝かせ，受傷部を動かさないようにし，声をかけながらRICEで応急手当を行う。可能であれば受傷部位に医療用の副木，段ボールなどを当て，上下の関節が動かないように三角巾などで固定して，冷やしながら，整形外科か外科に搬送する。

開放骨折の場合は，救急車を要請し，消防指令員の指示を仰ぎながら応急手当を行う。

骨折の場合は，開放骨折でなくても，骨折部から出血していることが多く，いずれの場合にも，受傷部位だけでなく全身を観察し，ショックの兆候があれば救急車を要請する。

開放骨折：
骨折部が体表面とつながっていて骨折端が見えることがある。

10 鼻　　血

図3-7
キーゼルバッハ部位

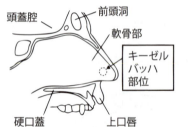

図3-8
鼻血の処置

使い捨て手袋装着。子どもは上手に圧迫できないので保育者が小鼻をつまむようにして圧迫。

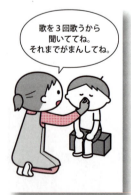

鼻の入り口近くに毛細血管が集まっている場所があり，鼻出血の多くはこの部位（キーゼルバッハ部位）から出血する。子どもが指を入れていじったり，花粉症があったりカゼをひいたりするとより出血しやすくなる。ポタポタとしたたり落ちるように出血するが，通常は心配なことはない。

1 応急手当

① 一般的な応急手当

① 寝かせると，血液を飲み込んで嘔吐をすることがあるため，子どもを座らせてうつむきかげんにする。
② 使い捨て手袋を装着し，親指と人差し指で小鼻の部分を圧迫する（キーゼルバッハ部位の圧迫）。
③ 10分ほど押さえた後に止血できたかどうかは，圧迫の力を緩めたときの出血の有無で確認する。10分以上止血しても止まらない場合は，圧迫を続けながら耳鼻科を受診する。
④ 頭を後ろにそらせたり，うなじをたたいたりしない。

② 出血が止まらないとき，頭を打った後の鼻血

上記の方法によっても出血が止まらない場合は，直ちに医療機関を受診する。頭を打った後に鼻血が出た場合には，鼻からの出血ではない可能性があり，救急車で搬送する必要がある。

4 救急処置及び蘇生法

1 子どもの救急法

　心肺蘇生法（CPR）やAEDを用いた除細動など、呼吸や心臓が停止した傷病者を救助するために行う救急法を「一次救命処置」という。気道異物の除去も一次救命処置に含まれる（図3－9）。心停止を起こした傷病者を一般市民が一次救命処置を行ってから救急隊に引き渡した場合と、行わずに引き渡した場合とでは前者の救命率が高いことがわかっている。

　応急手当（ファーストエイド）は、一次救命処置以外の手当をさし、圧迫止血、熱中症への対応などがここに含まれる。

　事故が起こらないように予防することが第一であるが、子どもの保育、教育に携わる全職員は、一次救命処置、応急手当（ファーストエイド）の訓練を定期的に行い、習熟することが求められている。

CPR：
（Cardio Pulmonary Resuscitation）

AED：
自動体外式除細動器
（Automated External Defibrillator）

全職員の対応：
保育所保育指針第3章において、保育士や看護師だけではなく全職員が救急法に対応できることが求められている。

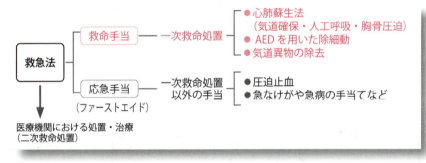

図3－9
救急法の範囲

❶ 一次救命処置の実際

　図3－10には一次救命処置のアルゴリズムが示されている。手順は成人も小児、乳児も同じである。厚生労働省『救急蘇生法の指針2015（市民用）』に基づき、アルゴリズムのボックス番号に沿って方法を解説する。

❶ 安全確認

　倒れている子どもを発見した時は、まず周囲の安全を確認し、車の往来、火災、暴力行為などの危険から身を守る。

❷ 反応の確認

　足の裏や肩を優しくたたき、大声で呼びかけて、目を開ける、泣くなどの反応がないか確認する。

一次救命処置における「小児」「乳児」などの定義：
一次救命処置において、乳児は生後1歳未満、小児は狭義にはそれ以降、思春期前までを指していて、厳密な年齢の区分はされていない。それは年齢に応じた異なる手技の使い分けによる混乱を避け、全年齢に統一した効果的な胸骨圧迫やAED使用による救命を優先しているためである。幼児、小学生等の用語は使用されていない。

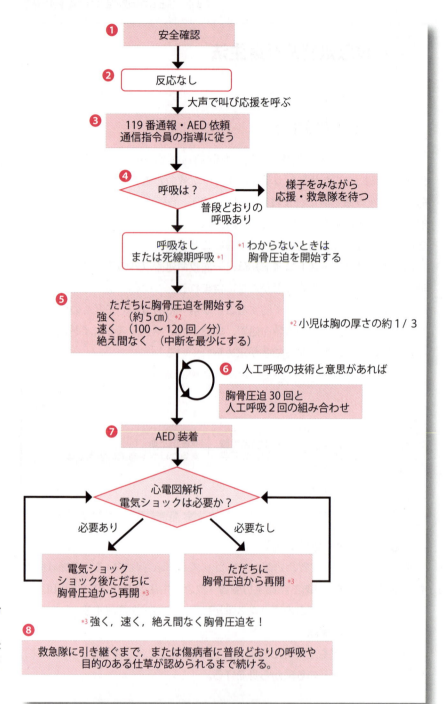

図3-10
主に市民が行う一次救命処置（BLS）の手順

（日本蘇生協議会監修「JRC蘇生ガイドライン　2015」p.18　医学書院 2016 より）

119番通報：
通報により，通信指令員の指示を受けることができる。AEDの場所も教えてもらえる。

❸ **応援の要請**

　大声で，周囲の人に応援を求め，「あなた，119番通報をお願いします」「あなた，AEDを持ってきてください」など，具体的に依頼する。
　「誰か」では誰も対応しない場合や複数が同じ行動をして効率が悪かったりする。

第3章　子どもの体調不良に対する適切な対応

❹　呼吸の観察

胸とおなかの動きを観察し動きがなければ，心停止とみなし，胸骨圧迫を開始する。

- わからない場合も同様に胸骨圧迫を開始する。
- 呼吸の観察は10秒以内で行う。
- 普段通りの呼吸の場合は，救急隊到着まで観察を続け，呼吸がなくなった場合は直ちに胸骨圧迫を開始する。

> わからない場合：
> 心停止とみなすか判断できない場合でも胸骨圧迫を行うことは，2015年からの一時救命処置の改正点である。

❺　胸骨圧迫

呼吸がないことが確認された場合は直ちに胸骨圧迫を開始する。

- 圧迫の部位（図3－11 Ⓐ，赤い部分）

  「胸の真ん中」，これは胸骨の下半分に相当する部位である。

- 圧迫の方法

  ● 胸骨の下半分に一方の手のひらの基部（手掌基部，図3－11 Ⓑ）をあて，その上にもう一方の手を重ねておく。重ねた手の指は組むとよい（図3－11 Ⓒ）。圧迫は手掌基部だけに力が加わるようにする。胸骨下部に対し垂直に力が加わるよう両肘を伸ばし（図3－11 Ⓒ），圧迫部位の真上に肩が来るようにする（図3－11 Ⓓ）。

  ● 乳児に対しては両方の乳頭を結ぶ線の少し足側（赤い丸で示した部位，胸骨の下半分に相当）を2本指で押す（図3－11 Ⓔ）。

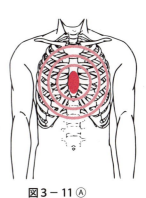

図3－11 Ⓐ
胸骨圧迫をする場所
（厚生労働省「救急蘇生法の指針2015（市民用）」p.24）

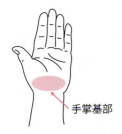

図3－11 Ⓑ　手掌基部

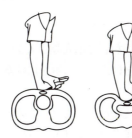

図3－11 Ⓒ　垂直に圧迫
（厚生労働省「救急蘇生法の指針2015（市民用）」p.25）

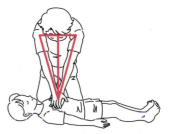

図3－11 Ⓓ　圧迫部位の真上に肩がくる

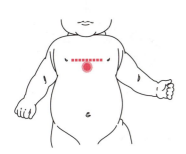

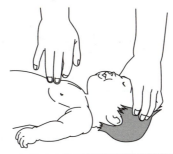

図3－11 Ⓔ
乳児の胸骨圧迫部位と方法
（厚生労働省「救急蘇生法の指針2015（市民用）」p.41）

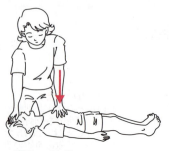

図3−11 Ⓕ
両手の圧迫だと強すぎる場合

● **圧迫の深さとテンポ**
  ● 成人では胸が5cm沈むように強く圧迫を繰り返す。
  ● 乳児・小児には胸の厚さの約1/3沈み込むように圧迫する。小児で体が小さい場合は片手で圧迫してもよい（図3−11 Ⓕ）。
  ● 躊躇しながら行うと効果が得られにくいので強く，速く，絶え間なく圧迫を続ける。
  ● テンポは1分間に100〜120回。

● **圧迫の解除**
  圧迫と圧迫の間は，胸が元の高さに戻るよう圧迫を解除する。このとき，圧迫した手や指が胸壁から離れると圧迫位置がずれるので注意する。

● **救助者の交代**
  交代できる人がいれば，成人の場合は1〜2分を目安に交代するが，小児の場合でも強く，速く圧迫することを意識し，疲れてテンポが遅くなるようなら交代する。お互いに声を掛け合い，交代時の中断はできるだけ短くする。

❻ 胸骨圧迫30回と人工呼吸2回の組み合わせ

子どもの心停止の場合，胸骨圧迫と人工呼吸を組み合わせて行うことが望まれる。胸骨圧迫30回に対して人工呼吸2回の組み合わせで行う。成人も小児も同じである。

● **気道確保**（図3−12 Ⓐ）
  意識を喪失した傷病者の重大なリスクの一つが舌根沈下による気道閉塞である。気道確保とは，のどの奥を広げ空気の通り道を確保することをいう（図3−12 Ⓐ）。

  片手で額を押さえながら，もう一方の手の指先を，あご先の骨のある硬い部分に当てて下顎を引き上げるようにする。顔がのけぞるようになり空気の通り道が確保される。この方法を頭部後屈あご先挙上法とよぶ。

骨のある硬い部分：
その下の柔らかい部分を圧迫しないよう注意する。

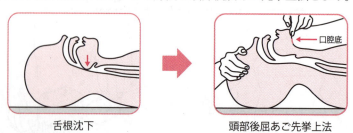

図3−12 Ⓐ 舌根沈下と気道確保

第3章　子どもの体調不良に対する適切な対応　　71

● 人工呼吸

　頭部後屈あご先挙上法で気道確保した状態を保ち，救助者の口を大きく開け，傷病者の口を覆って密着させ，息を吹き込む。このとき，額に置いた手で傷病者の鼻をつまんで，吹き込んだ息が漏れないようにする。この方法を「口対口人工呼吸」という。（図3－12 Ⓑ）。

　感染のリスクがあるため，使い捨てのマウスピースを使用することが望ましい。

　人工呼吸が困難な場合は胸骨圧迫のみを継続する。

● 吹き込む量と回数

　傷病者の胸が上がるのがわかる程度の量を約1秒間で吹き込む。いったん口を離して傷病者の息が自然に出るのを待ち，もう一度同様に息を吹き込む（図3－12 Ⓑ）。2回の人工呼吸が終わったらすぐに胸骨圧迫を再開する。人工呼吸による胸骨圧迫の中断は10秒以内にとどめ，吹き込みがうまくいかなかった場合でも，やり直さず，2回までとする。

● 乳児の場合

　乳児の心停止の原因は窒息，溺水など呼吸ができないことによる心停止が多く，できる限り人工呼吸を合わせた心肺蘇生を行う。人工呼吸の際，頭部後屈を極端に行うとかえって気道を塞ぐことになるので，図3－12 Ⓒのようにする。

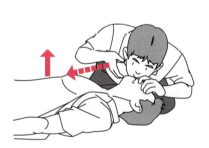
息を吹き込む

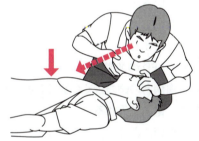
息が自然に出るのを待つ

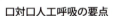

口対口人工呼吸の要点
・胸が上がるのが見えるまで
・約1秒間かけて吹き込む
・吹き込みは2回まで

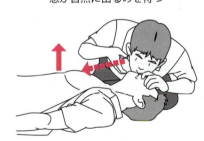
2回目の息を吹き込む

図3－12 Ⓑ　口対口人工呼吸
（厚生労働省「救急蘇生法の指針2015（市民用）」p.29）

気道確保ののち，救助者は口を大きく開いて，乳児の口と鼻を同時に覆って，胸が軽く上がる程度に息を吹き込む。回数は成人と同じである。この方法を「口対口鼻人工呼吸」という（図3－12Ⓓ）。

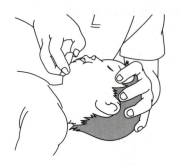 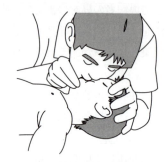

図3－12Ⓒ　乳児に対するあご先挙上　　　図3－12Ⓓ　口対口鼻人工呼吸
(厚生労働省「救急蘇生法の指針2015（市民用）」p.41)

❼ AED装着
❶ AED到着から電極パッド装着まで
● **AED設置場所熟知**

　AEDが各保育施設に備えてあれば理想的であるが，施設内にない場合は，どこにあるのか，いつでも使える状態かなど確認し，職員全員が熟知している必要がある。通勤途中や園児の散歩に使用する道沿いなども確認したい。また，普段から心肺蘇生法の訓練を行い，AEDがすぐに使えるようにすることが大切である。

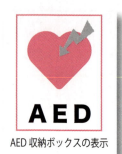

AED収納ボックスの表示

● **AEDの準備**

　傷病者の頭の近くに置くと操作がしやすい。

● **電源を入れる**

　機種により，ふたを開けると電源が入るものと手動で電源ボタンを押すものがある。電源を入れると音声メッセージが流れるので，それに従う。
　（以下の説明はすべて使用時にメッセージが流れるため，暗記する必要はない）

● **電極パッドを貼る**

　傷病者の前胸部の衣類を取り除く（衣服を取り除けない場合は切る）。AEDのケースに入っている1対の電極パッドを袋から出し，傷病者の所定の位置に，空気が残らないようにしっかり密着させて貼る。機種により，電極パッドのケーブル先端のプラグをAED本体に差し込むものもあるのでメッセージに従う。

● 電極パッドの選択

　傷病者が未就学の小児で，小児用パッドが入っている場合はそれを使用する。小学生以上は成人用でよい。小児用パッドがない場合，成人用を使用する。

● 貼る位置

　電極パッドを貼る位置は，パッドや袋のイラストに従う。通常は右鎖骨の下方と左側胸部に貼る（図3－13）。成人用のパッドを乳児に貼る場合などは，体の前後に貼り，パッド同士が重ならないようにする。（図3－13）。

未就学の小児：
わが国のガイドラインにおいては，小児用モード/キーあるいはエネルギー減衰機能付き小児用パッドの使用年齢の区切りを，未就学児（およそ6歳）と規定している。
（『JRC 蘇生ガイドライン2015 オンライン版』© 一般社団法人 日本蘇生協議会　p.24）

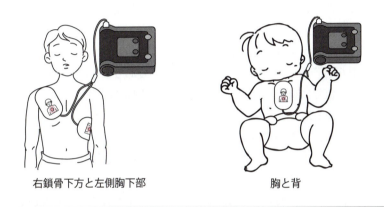

右鎖骨下方と左側胸下部　　　　胸と背

図3－13
電極パッドを貼る位置

● 電極パッドを貼るときのその他の注意

① 傷病者の胸が濡れていると効果が不十分となるので，電極パッドを貼る前に乾いた布で拭き取る。
② ペースメーカーや除細動器など，医療器具が埋め込まれていないかを確認する。埋め込まれている場合，器具がこぶのように盛り上がっているので，そこを避けて電極パッドを貼る。
③ 効果の減弱や，やけど防止のため，湿布などの貼り薬は，はがして薬剤を拭き取ってから貼る。

❷　心電図の解析・評価

　電極パッドがしっかり貼られると，「傷病者から離れて下さい」という音声メッセージとともに心電図の解析を始める。救助者は心肺蘇生法を中断して傷病者から離れ，周囲の人にも傷病者から離れるよう伝え，誰も触れていないことを確認する。傷病者に触れると，AEDの心電図解析が正常に作動しないためである。

❸ 電気ショックと心肺蘇生の再開

● 電気ショックが必要

AEDは電極パッドが適切に貼られると自動的に心電図を解析し，「ショックが必要です」などの音声メッセージを流す。周囲の人に再度，傷病者から離れ，触れないように指示する。誰も触れていないことを確認しながら「ショックボタンを押して下さい」の指示に従い，ショックボタンを押すと瞬時に電気ショックが与えられる。AEDから強い電流が流れるため，傷病者の体は一瞬ビクッと突っ張る。

電気ショックが終わると「ショックが完了しました。直ちに胸骨圧迫を行ってください」などと指示するので，胸骨圧迫から心肺蘇生法を再開する。強く，速く，絶え間なくを意識して行う。

● 電気ショックの必要なし

AEDの音声メッセージが「ショックは必要ありません」という指示であれば，直ちに胸骨圧迫から心肺蘇生法を再開する。強く，速く，絶え間なくを意識して行う。

● 心肺蘇生とAEDの手順の反復

AEDは約2分ごとに心電図を解析して音声指示をするので，電気ショックの要否はその指示に従う。

（ショックは必要ありませんという指示は，心臓がまったく動いてない場合だけではなく逆に正常に動いているため必要ない場合がある。）

❽ 救急隊員への引継ぎ

心肺蘇生法とAEDの手順は，救急隊に引き継ぐまで続ける。

傷病者が普段通りの呼吸を始めたり，呼びかけに反応したり，明らかに意志のある仕草をした場合など心肺蘇生法を中断して観察を続ける。

再び心臓が停止することもあるので，AEDの電極パッドは外さず電源は入れたままにする。

❷ 気道異物の除去

❶ 子どもの窒息サイン・窒息の危険性

突然に窒息すると，30～40秒で意識を失って倒れる。一刻を争うので直ちに救急車を要請し，同時に異物の除去を試みる。119番通報により電話で指示も得られる。救急車が来る前に異物除去に成功した場合であっても，医師の診療を受けさせる。

窒息の前段階として気道の中に異物が入った場合は突然，激しく咳き込むことがある。咳により気道から排出された場合はよいが，そうでない場合は気道の途中で空気をさえぎり，完全な窒息になる場合がある。

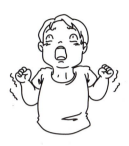 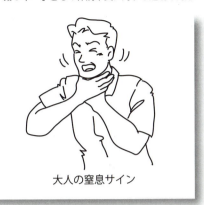

子どもの窒息サイン　　　　　大人の窒息サイン

図3－14
気道異物による窒息サイン

　子どもの窒息サインは大人と異なる。子どもでは目を見開き，胸をそらせて腕をつっぱり，頭を後屈して口を開け，頭をガクガクさせて途切れ途切れに息を吸おう・はこうとする。喉元を押さえて胸を叩くという，成人と同じような仕草は5歳くらいからみられる（図3－14）。

❷　窒息の原因

　子どもが気道異物で窒息を起こした原因となっている物は発育段階によって違いが見られる。乳児では吐乳・寝具による窒息事故，幼児では，あめ・ピーナッツなどの食品や小さな文房具や玩具などにより引き起こされる。

　また，乳幼児では口の中に食べ物が入っているときに急に泣き出す，びっくりすることにより口中の食物が気道に吸い込まれて窒息することがある。食事やおやつなどおだやかな雰囲気を保つようにする。

❸　気道異物の除去

気道異物による窒息の手当ては反応の有無によって異なる。

❶　意識がある場合は自分で咳をさせてみる。咳ができなければ**腹部突き上げ法**と**背部叩打法**によって異物の除去を試みる。ただし乳児では腹部突き上げ法は危険なので，背部叩打法と胸部突き上げを行う。異物が取れるまで続ける。反応がなくなった場合は胸骨圧迫から心肺蘇生を行う。

❷　反応がない場合は直ちに応援を要請し，119番通報，AEDを依頼し，胸骨圧迫から心肺蘇生法を開始する。

❸　心肺蘇生法の途中で口腔内に異物が見えたら押し込まないように注意して取り除く。この際，時間をかけすぎず胸骨圧迫を再開する。

腹部突き上げ法：
ハイムリッヒ変法ともいう。

❶　1歳以上の小児

● **腹部突き上げ法（図3－15）**

最初に腹部突き上げ法を試みる。「先生が取ってあげるね。お腹を押すよ」

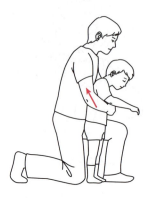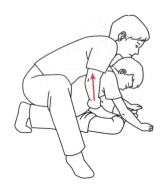

子どもの後ろ側から腕を回し，片方の握りこぶしの親指側を子どものへそより上，みぞおちより下に当て，もう一方の手をその上から握り，素早く手前上方に向かって圧迫するように突き上げる。

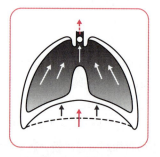

腹部突き上げ法による
異物除去のしくみ

図3−15
腹部突き上げ法

（日赤サービス「赤十字救急法基礎講習教本 2017」）

上腹部：
臍のすぐ上の，みぞおちより下方。

手掌基部：
図3−11Ⓑ(p.69)参照，図3−16，図3−17の赤い部分

などと声をかけ，子どもの後ろから腹部に腕をまわし，上腹部に片手の握りこぶしをあ当て，その上に他方の手を重ねる（図3−15左上）。

両腕で患児の側腹部を締め付けながら，握りこぶしを救助者の手前上方に向かって一気に突き上げる（図3−15右上）。

腹部突き上げ法は，内臓損傷を伴うことがあるので，除去に成功した場合でも速やかに医師の診察を受けさせる。

● 背部叩打法（図3−16）

反応がある間は，子どもの左右肩甲骨の間を手掌基部でくり返し強く叩く。立位では，片手で上腹部を圧迫しながら体を引きつけて密着させ，頭を低く下げて叩打する。

❷ 乳　児（図3−17）

反応がある時は，片手で乳児の顎を支えて気道を確保し，前腕にまたがらせて頭の方を下げ，手掌基部で肩甲骨の間を叩く。胸部突き上げは，図3−18のように片腕に乳児の背中を乗せて，手のひらで頭をしっかり持って仰向けにする。頭部側をやや下げる。もう一方の手の指2本で乳児の心

第3章　子どもの体調不良に対する適切な対応

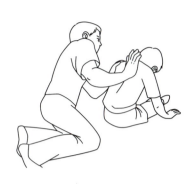

図3－16
背部叩打法（小児）

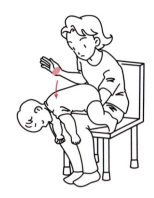

図3－17
背部叩打法（乳児）

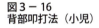

（日赤サービス「赤十字救急法基礎講習教本」2017）

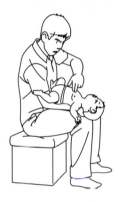

図3－18
乳児に対する胸部突き上げ
（厚生労働省「救急蘇生法の指針2015（市民用）」p.43）

肺蘇生の胸部圧迫と同じ方法で力強く圧迫する。数回行ったら再度背部叩打法を行う。この方法を交互に続ける。

反応がなくなった場合は，床に寝かせ心肺蘇生法を開始する。

（北川好郎）

● やってみよう

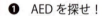

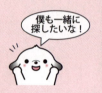

❶ AED を探せ！
通学途中で AED の設置場所を見つけたことがありますか？場所をメモしておきましょう。また、各市町村のホームページや鉄道関連のホームページなどでも設置場所が調べられます。乗降する駅に AED が設置されている場合は行って確認してみましょう。
●例：マッシー鉄道　ここまめ線　ななみ駅　北改札口すぐ横

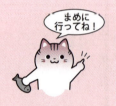

❷ 心肺蘇生法の講習に参加しましょう！
「学校でやったからもういい」と言わずにチャンスがあれば何回でも講習を受けましょう。小児の心肺蘇生法の講習があれば是非参加しましょう。インターネットや市町村の広報誌等で日時や開催場所を調べ、講習を受けたら感想を書いてみましょう。

第4章 感染症対策

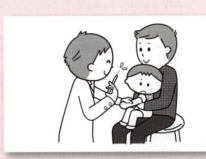

1　感染症の集団発生の予防

1　感染症の予防の基本

　共働き家庭の増加により，より低年齢の子どもたちが保育所等で集団生活をするようになった。年齢が低いほど免疫力も低いため，保育所内での感染症の発生を避けることは難しい。正しい知識をもとに対応することで，感染症の発生をできる限り予防し，また発生した場合は流行の拡大を阻止するよう努力する必要がある。

2　予防接種

　集団生活をするにあたっては，感染症の予防は個人にとっても集団にとっても非常に大切である。予防接種によって，接種した子ども自身が感染症にかからないだけでなく，その感染症を集団に持ち込まないため，何らかの基礎疾患で予防接種が受けられない子どもも安全に保育所で生活ができる。
　予防接種の種類は多く，それぞれ接種時期や回数が異なる。日本小児科学会や国立感染症研究所のホームページなどで予防接種スケジュール（表4－1）についての最新の情報を得た上で，母子健康手帳の接種記録を参考に，保護者に接種を勧めることが望ましい。

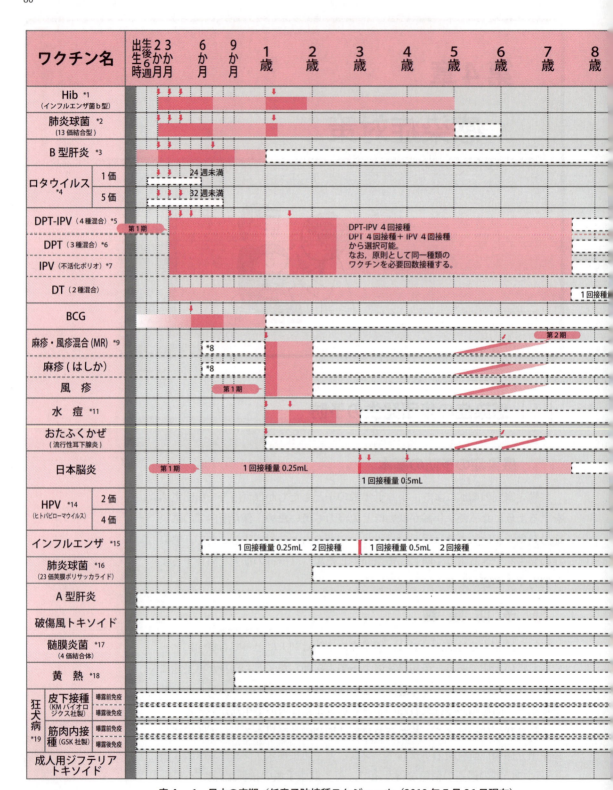

表4－1　日本の定期／任意予防接種スケジュール（2019年7月26日現在）

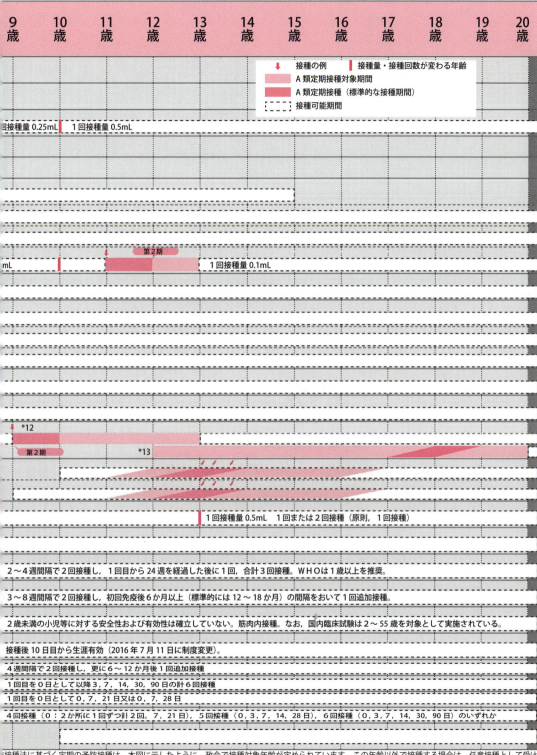

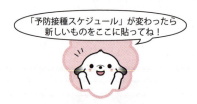

国立感染症研究所
https://www.niid.go.jp/niid/ja/vaccine-j/2525-v-schedule.html

第4章　感染症対策　　83

1　予防接種の種類

❶　定期接種と任意接種

【定期接種】

　国が特に接種を推奨しているワクチンであり，公費負担である。最近，多くのワクチンが定期接種化している。

- DPT － IPV（ジフテリア，百日咳，破傷風，ポリオの4種混合），肺炎球菌，Hib（インフルエンザ菌b型），BCG，日本脳炎，B型肝炎，MR（麻疹・風疹混合），水痘，HPV（子宮頸がんワクチン）

【任意接種】

　一部公費負担の場合もあるが，一般的には自費にて接種する。

- ロタウイルス，おたふくかぜ（ムンプス），A型肝炎，インフルエンザ

❷　生ワクチンと不活化ワクチン・トキソイド

【生ワクチン】

　弱毒化したウイルス（BCGは細菌）を直接接種する。

　1回の接種で免疫力を獲得できる。ただし年齢とともにその免疫力は低下するので，一生にわたり免疫を維持するためには定められた間隔で複数回接種する必要がある。

　接種後4週間は他の予防接種を受けられない。そのウイルスに軽くかかったような副反応が出現する場合がある。

- BCG，MR，水痘，ロタウイルス，ムンプス

【不活化ワクチン・トキソイド】

　処理した菌体成分などを接種する。その菌やウイルスによる疾患を発症することはないが，当日〜翌日に発熱することがある。

　1回の接種では免疫力を獲得しにくく，数回の接種が必要である。

　接種後1週間は他の予防接種を受けられない。

- DPT － IPV，肺炎球菌，Hib，日本脳炎，B型肝炎，HPV，インフルエンザなど

2 感染症発生時と罹患後の対応

1 子どもの様子を観察し，症状の緩和に努める

体温，食欲，機嫌，咳や下痢などの症状を記録し，保護者に正確に伝えられるようにする。

クーリングや水分摂取など，症状に合わせた対応をする。

他児からの隔離も必要である。

2 保護者の指導

発病した子どもの保護者には，症状の経過だけでなく，家庭での対応法や受診の必要性なども指導する。すでに保育所内で感染症が発生している場合は，受診時に医師に伝えるよう指示する。

学校保健安全法で定められた疾患では，流行を阻止するために出席停止期間が定められている（表4−2，4−3）。地域の病児保育の情報などとともに保護者へ協力を求める。

表4−2
学校保健安全法施行規則第18条における感染症の種類

（2018年3月現在）

第一種感染症	エボラ出血熱，クリミア・コンゴ出血熱，痘瘡，南米出血熱，ペスト，マールブルグ病，ラッサ熱，急性灰白髄炎（ポリオ），ジフテリア，重症急性呼吸器症候群（SARS コロナウイルスによるもの），鳥インフルエンザ（H5N1）
第二種感染症	インフルエンザ，百日咳，麻しん，流行性耳下腺炎，風しん，水痘，咽頭結膜熱，結核，髄膜炎菌性髄膜炎
第三種感染症	コレラ，細菌性赤痢，腸管出血性大腸菌感染症，腸チフス，パラチフス，流行性角結膜炎，急性出血性結膜炎，その他の感染症

学校感染症の種類のうち，第一種感染症とは感染力や重篤度からみた危険性が高い，または極めて高いものをいう。第二種と第三種は保育活動を通じ，園生活において流行を広げる可能性があるものをいう。

第一種感染症	完全に治癒するまで	
第二種感染症（結核および髄膜炎菌性髄膜炎を除く）	病状により学校医その他の医師において感染のおそれがないと認めたときは，この限りではない。	
	インフルエンザ	発症した後5日，かつ乳幼児にあっては解熱した後3日（学童以上では2日）を経過するまで
	百日咳	特有の咳が消失するまで又は5日間の適正な薬による治療が終了するまで
	麻しん（はしか）	解熱した後3日を経過するまで
	流行性耳下腺炎（おたふくかぜ）	耳下腺などの腫れが出現した後5日を経過し，かつ全身状態が良好になるまで
	風しん（三日ばしか）	発疹が消失するまで
	水痘（水ぼうそう）	全ての発疹がかさぶたになるまで
	咽頭結膜熱	主要症状が消失した後2日を経過するまで
第三種感染症（結核および髄膜炎菌性髄膜炎を含む）	病状により学校医その他の医師において感染のおそれがないと認めるまで	

表4－3
登園停止の期間

(「保育所における感染症対策ガイドライン」より改変)

3 出席停止の日数の数え方

「○○した後△日を経過するまで」の場合，「○○した日」はカウントしない。翌日を第1日とする。登園は第△日の翌日から可能である。

たとえばインフルエンザでは「発症した後5日を経過し，かつ解熱した後2日を経過するまで」と定められている。これは発熱した翌日を第1日と数え，第5日まで休ませる。第6日の時点ですでに3日以上続けて発熱がなければ登園が可能である（図4－1）。

図4－1
インフルエンザに関する出席停止の考え方

(厚生労働省「保育所における感染症対策ガイドライン」2018)

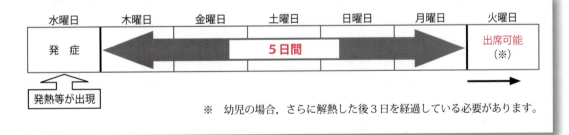

４　感染経路による対応

病気により感染の仕方が異なるので，予防には正確な知識が必要である。

❶　飛沫感染

飛沫感染_{ひまつかんせん}では飛び散った病原体を直接吸い込むことで感染する。飛沫は水分を含んで重いため，遠くまでは病原体は広がらない。感染のリスクは１～２ｍ以内である。咳やくしゃみがある場合，多くは飛沫感染である。患者がマスクを着用することで飛沫を阻止できる。

❷　空気感染（飛沫核感染）

空気感染では空中を漂う微細な粒子（飛沫核）を吸い込んで感染する。飛沫核は水分が蒸発して軽いため，病原体は空中に長時間浮遊する。感染力は飛沫感染よりはるかに高く，直接患者と接触しなくても感染する可能性がある。患者を隔離しても他の子どもへの感染を予防しきれない。

しかし空気感染するおもな感染症（はしか，みずぼうそう）はワクチンで予防が可能なので，日頃からワクチン接種を保護者に積極的に勧めることが最も効果が期待できる予防手段である。

❸　接触感染

患者自身に触れて感染する場合と，汚染されたもの（ドアノブ，手すり，遊具など）を介して感染する場合がある。

患者に触れて感染する主な病気は水いぼ（正式名称は伝染性軟属腫）と黄色ブドウ球菌によるとびひ（正式名称は伝染性膿痂疹）である。水遊びのときは皮膚の露出が多く，患者の病変部に他の子どもの皮膚が直接接触して感染するリスクが高いので，これらの疾患に関して特別な配慮が必要である。

水いぼでは，直接接触しないような水着またはラッシュガードを着用する。また顔などどうしても覆えない部分に病変がある場合は治療してから入るか個別でのシャワーの使用のみとする。一方，とびひについてはじくじくしていたり，かさぶたがある間は水遊びを禁止すべきである。

ものを介する主な病気はノロウイルスやロタウイルスなどによるウイルス性腸炎である。ウイルス性腸炎は次項の経口感染でも発症する。

乳幼児の場合，患者の便や嘔吐物で汚染されたおもちゃや家具などをなめることでも感染の危険性がある。患者のおむつに触れたり，嘔吐物の片づけをした場合は，しっかりと石けんと流水で手洗いし，消毒する。嘔吐物で汚染されたおもちゃなどは，ウイルスにあった方法で消毒する。

水いぼ：
『子どもの保健』第４章／⓫皮膚の疾患／❶伝染性軟属腫（p.94）参照

とびひ：
『子どもの保健』第４章／⓫皮膚の疾患／❷伝染性膿痂疹（p.95）参照

ラッシュガード：
紫外線やケガから皮膚を守る水泳用の長袖の服であるが、水いぼの患部を覆い他児が触れないように遊ぶために着用する。

ウイルス性腸炎：
『子どもの保健』第４章／❶感染症と予防接種／❶ウイルス感染症／➓ウイルス性胃腸炎（p.82）参照

❹ 経口感染

　病原体に汚染された食べ物から感染する。いわゆる食中毒である。食材を適切に管理すること，調理器具の洗浄や消毒を正しく行うこと，調理従事者が手指の衛生管理や自身の体調管理をきちんと行うことが予防となる。

❺ 血液媒介感染

　輸血によって感染するものと，傷ついた皮膚に血液が触れることで感染するものがある。前者はB型肝炎ウイルスやC型肝炎ウイルス，後者はHIVウイルスが代表的である。医療現場では血液に直接触れないよう配慮することは当たり前に行われているが，保育所ではほとんど意識されていない。厚生労働省のガイドラインでも，子どもの傷の手当をするときには使い捨て手袋を着用するなど十分に注意を払うよう勧めている。

❻ 蚊媒介感染

　病原体を持つ蚊に刺されることによって起こる感染症のことで，日本脳炎，デング熱，マラリアなどがある。

　対策としては，蚊は水たまりに産卵して増えるので，水たまりをなくす工夫（側溝や雨どいのつまりをなくす，植木鉢の受け皿・放置されたおもちゃのバケツ・雨よけシートのくぼみなどの水がたまりやすいものを除く，など）が必要である。

　緑の多い木陰，やぶなどの蚊の発生しやすい場所に立ち入る際には，長袖，長ズボン等を着用し，肌を露出させないようにする。

　なお虫除けスプレーの成分によっては子どもへの使用制限があるので注意が必要である。

> **日本脳炎：**
> 日本脳炎はワクチンの普及により患者数は減少したが，それでも2009～2018年の10年間で45人が発症している。致死率は20～40％，生存者の多くに後遺症が残る病気である。

3　感染症の迅速検査

　インフルエンザウイルスや溶連菌，ノロウイルス，ロタウイルス，RSウイルスなどの感染症では，外来受診で数分～30分で診断ができる迅速検査がある。

　これらの感染力の強い病気では，疑いのある子どもが検査を受け，診断を確定することは適切な治療及び流行の阻止に役立つ。しかしすでに流行がはっきりした状況では症状から診断は容易であるので，必ずしも検査は必須ではない。また感染早期には偽陰性となることもあるので，検査を受けるべきかはかかりつけ医の判断に従うことが大切である。

> **偽陰性：**
> 感染しているのに検査は陰性となってしまうこと。

やみくもに軽症の子どもの迅速な受診を勧めることは子どもにも保護者にも大きな負担をおわせることになる。

● やってみよう

❶ 学校保健安全法施行規則第18条により，学校において予防すべき感染症の種類は下記のような第一種から第三種に分類されます。それぞれの感染症の特徴の欄の（　）内に適切な言葉を入れましょう。保育所における感染症対策ガイドライン p.3 を参照しましょう。

学校において予防すべき感染症の種類	それぞれの感染症の特徴
第一種の感染症	感染症の予防及び感染症の患者に対する医療に関する法律（平成10年法律第114号。以下（　　　）という。）の一類感染症と，（　　　）を除く二類感染症が該当。
第二種の感染症	（　　　）又は（　　　）感染する感染症で，児童生徒等の罹患が多く学校において流行を広げる可能性が高い感染症が該当。
第三種の感染症	（　　　）を通じ，学校において流行を広げる可能性がある感染症が該当。

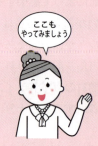

❷ 保育所実習，教育実習において病気で欠席している子どもがいたら病名を聞いてみましょう*。それぞれの疾患が，「学校保健安全法施行規則第18条」における感染症第二種や第三種に含まれている場合，「同施行規則第19条」における出席停止期間の基準を調べてみましょう。

❸ 保育所等で感染拡大を防止するためどのような方法を取っているかも併せて聞いてみましょう。

＊病名を聞く場合には周囲の状況に配慮し，実習後も個人情報を漏らさないよう注意しましょう。

●参考文献・図書●
①厚生労働省「保育所における感染症対策ガイドライン」2018
②日本小児科学会 HP
③国立感染症研究所 HP
　（https://www.niid.go.jp/niid/ja/）

（濱口典子）

第5章
保育における保健的対応

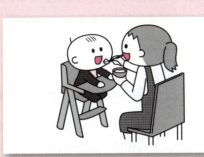

1 保育における保健的対応の基本的な考え方

　保育における保健的な対応に含まれる事項は多岐に及んでいる。保育所保育指針「第3章健康及び安全」において，子どもの生命保持と健やかな生活の基本として，子どもの健康及び安全の確保をあげており，そのためには「一人一人の子どもの健康や安全の確保」と「保育所全体における健康及び安全の確保」が必要であると述べている。

　保育所はさらに「子どもが自らの体や健康に関心をもち，心身の機能を高めること」が求められている。このことは幼稚園や認定こども園等でも同様である。

1 個々の子どもの健康・安全と保健的対応

　「一人一人の子どもの健康や安全の確保」のためには，テキスト『子どもの保健』で述べたように健康診断や発育・発達の観察，日々の健康状態の観察が保育所における保健の骨子となる。的確な観察を行った上での不適切な養育や児童虐待の早期発見も保育所等の責務である。

　また，3歳未満児は心身の発育・発達が顕著ではあるが免疫を始めとした身体機能の発達が十分ではない上，個人差も大きい。そのため一人一人の健

康状態に応じ，医学や看護学の知識をベースとした保健的対応が必要であり，次項に詳細を述べる。また，慢性疾患やアレルギー性疾患のある子どもには個別的な保健的対応が必要とされ本章，第3項で述べる。

2　保育所全体の健康・安全と保健的対応

「保育所全体における健康及び安全の確保」には本テキスト第1章～第4章で述べたように保健的で安全な環境，感染症対策，応急手当，救急蘇生法に関する計画や訓練も重要である。計画の段階で嘱託医，看護師，栄養士等の参画が望まれる。

3　子ども自身の健康意識，心身の機能の向上

「子どもが自らのからだ健康に関心をもち，心身の機能を高める」ためには，子どもの健康に関する保健計画を作成したうえで，意図的に実践することが必要である。保健計画は，一人一人の子どもの発育・発達や健康状態，あるいは配慮すべき健康問題，生活のリズムなどに配慮して作成して実施し，記録をもとに評価することで効果が得られる。

たとえば，6月の月間保健目標には「歯みがきの大切さを知る」等が挙げられていることが多いだろう。しかし，教材を用いて集団に教育するだけでは効果は不十分である。一人一人の子どもの歯やそしゃくの状態を観察し，それぞれに合った方法で，日々，口腔の清潔法を教え，職員がアイデアを出し合って子どものやる気を引き出すことが重要である。

このように，特に低年齢児では，睡眠，食事，排泄，清潔，衣服の着脱などにおける養護とそれに伴う優れた絶え間ない教育的な働きかけにより，健康習慣の基礎が作られ，子どもたち自ら健康に関心をもち，心身の機能を高めることができるのである。これらの保健的な対応は嘱託医や保育所看護師と協働で行うことにより一層の効果が得られる。

2　3歳未満児への対応

1　乳児の特徴と保健的対応

❶　免疫力が不十分である

生後数か月は母親からの免疫力が残っているために，風邪はひきにく

い。しかし，一度ひいた場合には重症化しやすいため，生後3か月までの発熱では入院も含めた管理が必要となる。

❷ 水分量が多い

身体を構成している水分の割合が成人よりも多く，また不感蒸泄(身体の表面から蒸発する水分)も多いため，脱水症になりやすい。特に発熱時にはこまめに水分を摂取する必要がある。

❸ 急変しやすい

乳児は当然，自分の不調をうまく表現できない。そのため，なぜ泣いているのかわからず，重症な疾患の発見が遅れたりする。感染症においても増悪するスピードが早く，注意を要する。

❹ 発見されていない先天異常の可能性がある

通常の検診を受けている児でも，先天異常が見逃されている場合が多い。これは先天異常の中には徐々に症状が出現したり，感染症などをきっかけに重症化し，発見されることがあるためである。保育する人は今までの子が大丈夫だったからその子も大丈夫といった考えは持たず，今までのその子と比べて今のその子がどうかといった判断をしたほうが良い。

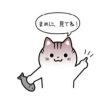

以上の4点から特に衛生面に配慮した保育環境を心がける必要がある。また，一人一人の体の状態をよく観察し，疾病や異常の早期発見が重要である。そのためには機嫌，顔色，泣き声，皮膚の状態に加え体温や呼吸の観察が不可欠である。特定の保育士とゆったりした関わりを持つことにより，子どもの情緒の安定が図れるだけでなく，何かがいつもと違うという異常の早期発見にもつながりやすい。

疾病の疑いや異常に適切な対応をするためには看護師を含む職員間の連携，訓練や嘱託医，保護者との連携が重要である。

❷ 保健的観点からの1歳以上3歳未満児の特徴

1歳をすぎると，身長，体重などの成長に加え，消化や排泄等の生理機能がさらに発達する。運動機能や言語の発達もめざましいが個人差も大きい。したがって，保健計画は個別に作成して対応していきたい。

一方，これらの対応は，乳幼児期における共通した発達の課題をふまえて実践されることも必要であり，心に留めておきたい。

文部科学省は乳幼児期に特に重視すべき課題として以下の5点を挙げている。

❶ 愛着の形成
❷ 人に対する基本的信頼感の獲得
❸ 基本的な生活習慣の形成

水分の割合：
『子どもの保健』第2章／②生理機能の発達と保健／❻水分代謝(p.34)参照

脱水症：
第3章／②子どもに起こりやすい体調不良とケア／コラム「脱水症」(p.40)参照

重視すべき課題：
文部科学省，2009年9月子どもの徳育に関する懇談会資料「子どもの徳育の充実に向けたありかたについて」より

❹ 十分な自己の発揮と他者の受容による自己肯定感の獲得
❺ 道徳性や社会性の芽生えとなる遊びなどを通じた子ども同士の体験活動の充実＊（＊この課題は主に3歳以上児）

これらの課題をふまえた上で，個と集団双方に対する保健的対応をする必要がある。

例えば，排泄の失敗を叱責してはいけないことはよく知られている。叱責により子どもは排泄という大切ないのちの営みを「恥ずかしいこと，いけないこと」ととらえてしまいがちである。それでは，健康的な生活習慣の形成が阻害されるだけでなく，基本的信頼感や自己肯定感は育ちにくい。穏やかで安定した雰囲気の中での対応が望ましい。

実際の保健計画，展開においては，前述の発達において重視すべき課題をふまえているか検討し，事後も同様に評価することが必要である。

乳児期と同様に，疾病の疑いや異常に適切な対応をするためには看護師を含む職員間の連携，訓練，嘱託医，保護者との連携が重要である。

（中根淳子）

3　3歳未満児の養護の実際

❶ 抱き方・背負い方

❶ 抱　き　方

子どもの世話をするとき，移動するとき，あやすときには抱っこをする。保育者と子どもの身体が接触し，お互いの顔の距離が近いので，表情や言葉が伝わりやすく，子どもに安心感を与える。

❶ 首がすわるまで
① 手のひらで首と頭を支え，もう一方の手をお尻に当てて抱きあげる。
② 保育者の下腹部や腰骨のところで向かい合わせにして抱く。乳児の自然な姿勢，つまり上肢はW字型，下肢は**M字型**を保つようにする。
③ おくるみやタオルなどで乳児をくるむと，安定感があり抱きやすい。

❷ 首がすわってから
① 両手で乳児の両脇を支えるように抱き上げる。
② 保育者の胸と乳児の胸を合わせ，腰の上に乗せるように縦抱きにする。
　下肢は保育者の腰回りに開くようにして，M字型を保つようにする。

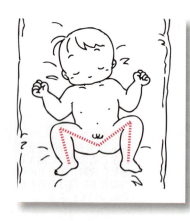

図5−1
M字型

両手で乳児のお尻と背中をしっかりと支える（図5−2）。
③　乳児自身が周囲を見回すことができるように抱く。
④　保育者が乳児を抱いて移動したり，階段を昇り降りするときには，足元が見えにくいので十分に注意する。

❸　育児用品の利用上の注意

さまざまな種類の抱っこベルトがあり，利用すると抱っこが安定し，便利である。抱っこにもおんぶにも利用できるものが多い。

抱っこベルトを使用するときは，子どもの月齢，使用方法に従って装着する。使用時は保育者の手を乳児のお尻や背中にあてると安定する（図5−3）。使用時間は2時間以上にならないようにする。床のものをひろう時などは，前かがみにならないようにしゃがむなど，子どものベルトからの転落に注意する。

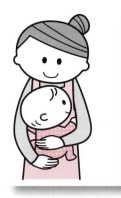

図5−2
たて抱き

❷　背負い方（おんぶ）

おんぶは，保育者の両手が空いているので便利である。おんぶは一人座りができて背筋がしっかりとしてから行う。原則として首のすわっていない時はおんぶをしない。

①　おんぶベルトもいろいろな種類があるので，使用方法をよく読み，転落しないように十分注意する。下肢のM字を妨げないようにおんぶする。おんぶするとき，手伝ってもらうと安全におんぶができる。
②　胸腹部が圧迫されるため，授乳や食事の直後は避ける。また，長時間のおんぶも避ける。
③　保育者の髪が乳児の顔に触れないように工夫をする。ヘアピンなども使用しないようにする。
④　背中の乳児の様子に気をつけ，壁や物などに当たらないように注意する。

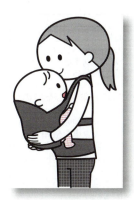

図5−3
抱っこベルトを使用した抱き方

抱っこベルト：
抱っこベルトへの乗せ降ろし時，前かがみ時，乳幼児の突然の動き等で，落下しそうになった「ヒヤリハット」体験が多いと報告されている。使用時には月齢に応じた注意が必要である。

❷　子どもの寝かせ方

睡眠は個人差が大きく，睡眠時間・リズムは年齢によっても差が見られる。睡眠は脳の発達や成長ホルモンの分泌などと関連しているため，発育・発達の著しい乳幼児にとって，睡眠時間や睡眠リズムを保障することは大切である。

睡眠時間・リズム：
『子どもの保健』第2章／❶生活リズム形成における睡眠の意義／❷睡眠リズム（p.43）参照

❶　首のすわるまで

①　乳児を保育者の身体から離す。
②　お尻から静かにベッドまたは布団に降ろす。お尻を支えていた手を抜き，頭を支え寝かせる。
③　あおむけに寝かせ，うつぶせ寝はさせない。

❷ 寝かせる時の注意
① ベッドの中や周囲に，ガーゼやビニールなどを置かないようにする（図5－4Ⓐ）。
② マットレスや布団は，やや固めのものを使用し，枕は使わない（図5－4Ⓑ）。

図5－4
まわりに気をつけて

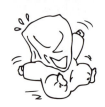 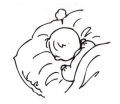

Ⓐベッドの周囲のガーゼやビニールは，鼻や口を塞ぐことがあり，危険である。　Ⓑうつぶせ寝はさせない。やや硬めの布団に寝かせる。

午睡チェックセンサー： センサーを利用して，午睡中の乳児の体動や呼吸を探知し，うつぶせ寝や体動停止や異常があればアラームで知らせるものである。複数の乳児を同時にチェックし，午睡中の状態をパソコン等に送り，印刷することができるものもある。

SIDS が発生した時の対応：
①大声で他の保育士を呼び，救急車を依頼する。
②通常の呼吸がなければ直ちに心肺蘇生法を開始。
③救急車が来るまで蘇生法を続ける。
第3章／④救急処置及び蘇生法／❶子どもの救急法（p.67）参照

③ 掛け布団やタオルが顔にかからないようにする。
④ 仰向けに寝かせる。うつ伏せになっていたら，そっと仰向けにする。
⑤ 入眠後は体温が高くなり汗をかくことが多い。発汗後は体温が下がるので汗をふき取り，着替えをさせる。
⑥ 睡眠中の状態を観察する。その状況を記録用紙にチェックする。乳幼児突然死症候群（SIDS）を減少させるためには，① うつぶせ寝をやめる，② 妊娠中および子どものそばではタバコを吸わない，③ できるだけ母乳で育てる，の3点が厚生労働省により推進されている。その他，子どもを暖めすぎない，子どもを一人にしないことに注意する。

図5－5
SIDS のパンフレット

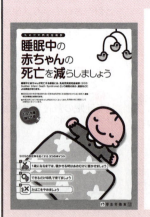

● **コラム　《保育所での SIDS への対応》**

● うつぶせ寝をやめ，仰向け寝にする。自分でうつぶせになっても，気づいたら仰向けにする。
● 布団は顔にかからないようにする。
● タイマーを使って定期的に体に触れ，呼吸を確認する。０歳児は5分に1回，1－2歳児は10分に1回。記録用紙にチェックする。
● 保育者は救命講習を受け，蘇生法ができるようにする。
● 睡眠中の呼吸停止への対処をマニュアル化し，訓練を行う。

3　排泄の世話

　排泄は子どもの健康状態を知る方法の一つである。排泄の世話を通して排泄の様子，便や尿の量や性状を観察することができる。

　乳児期では便・尿は脊髄の反射中枢を介して反射的に排泄されるが，大脳や生理機能の発達にともなって，排泄をコントロールできるようになる。保護者と連絡を取りながら自立へと援助していく。

　<u>排泄の自立</u>への援助は，無理せず，焦らず，叱らず，で行なう。個人差があるが，特にトレーニングをしなくても，3歳を過ぎると生理機能が発達し，自然におむつが外れることがある。その方が短期間で，おむつが外れるようである。

❶　おむつ交換

　おむつが汚れたらすみやかに清潔なものと交換する。複数の子どものおむつ交換をする保育所等では，感染防止のため，使い捨て手袋を装着して一定の場所で交換することが最善である。

> 排泄の自立：
> 『子どもの保健』第2章／③発達に即応した基本的生活習慣の形成／❸排泄の習慣（p.47）参照

❶ 準備：使い捨ておむつ交換シート・使い捨て手袋・お尻ナップ・ビニール袋
❷ 紙の上に新しいおむつをのせる
❸ 子どもをねかせる
❹ ゴム手袋をつけ清拭し汚れたおむつをはずす
❺ 汚れたおむつとゴム手袋は，おむつ交換シートに包み新しいおむつをする
❻ おむつ交換シートに包んだ汚れものはビニール袋に入れ密封する

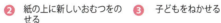
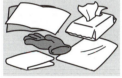
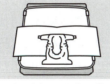
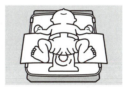
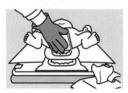
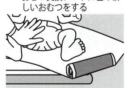

藤城富美子「第20回保育園保健研究大会　会長講演より」

図5-6
排便処理の手順

❶　感染症拡大予防のための手順（図5-6）

① おむつ交換場所に必要物品（おむつ，使い捨ておむつ交換シート・使い捨て手袋・おしり拭き・ビニール袋など）があるか確認する。
　<u>激しい下痢</u>の時は，紙おむつに切り替え，上記のほかに使い捨てマスク，そで付き使い捨てエプロンを使用することがある。
② おむつ交換シートを広げ，新しいおむつを載せる。
③ 子どもを寝かせる。

> 激しい下痢：
> 第3章／②子どもに起こりやすい体調不良とケア／❸下痢（p.43）参照

④ 使い捨て手袋を装着し、お尻を拭く。使用したおしり拭きは汚れたおむつの中に置く。

⑤ 手袋も外し、汚れたおむつとゴム手袋はおむつ交換シートに包んだ後、新しいおむつを装着する。

⑥ おむつ交換シートに包んだ汚れ物はビニール袋に密封する。その後、決められた方法で処分する。

⑦ おむつ交換をした者は石けんで手をよく洗う。保育者の手を通じて、便や尿の中にいるウイルスを他の子どもや保育者に感染させないよう注意する。交換場所の消毒も適切な方法で行う。

❷ **おむつ交換時の留意事項**

① おむつ交換は「きれいにしようね」「すっきりしたでしょう」などと声をかけながら行う。

② お尻の拭き方は以下のことに注意する。
- ●**尿の場合**：濡れた部分をおしり拭きでやさしく拭く。
- ●**便の場合**：汚れを広げないよう清拭する。汚れがひどい場合はシャワーを使ってもよいが、下痢のときは感染症拡大につながるため避ける。女の子は、尿路感染防止のため、膣や尿道に汚れを入れないよう、おしり拭きを数枚替えながら、前（尿道口側）から後ろ（肛門側）へ拭く。男の子の場合は陰茎や陰嚢の後ろが汚れやすい。

先天性股関節脱臼：
『子どもの保健』第4章／14整形外科の疾患／3先天性股関節脱臼（p.97）参照

③ 股関節脱臼の予防として、おむつをはずしたり、差し入れたりする時は、両足首を持って上に引き上げることはせず、お尻の下に手を入れて行う（図5-7）。また、おむつを当てるときは、乳児の下肢がM字になるように、下肢の動きを妨げないようにする。

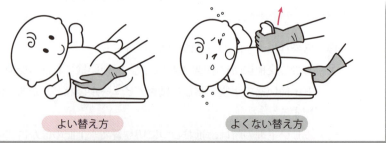

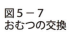
図5-7
おむつの交換

④ 乳児は腹式呼吸なので腹部を圧迫しないようにへそよりやや下の位置に、指1～2本入るくらいのゆるさでおむつを当てる。

⑤ 紙おむつと布おむつの当て方

㋐ **テープ型紙おむつ**：テープがついている方を背中側にして広げ，太もものまわりに隙間ができないように当て，テープを左右対称になるように前で留める。

㋑ **パンツ型紙おむつ**：
- 前後を確認し，両足首を通してから，ゆっくり引き上げる。
- つかまり立ちができるようになると，立ったまま替える方が替えやすい。
- 便の場合には寝かせ，紙パンツの両サイドを破った方が替えやすい。

㋒ **布おむつの場合**：
- おむつはおむつカバーの上に置いて使用する。
- 女の子は後ろが厚めになるように，男の子は前側が厚めになるようにするとよいが，乳児に合わせて調節する（図5－8）。
- おむつカバーからおむつがはみ出さないように注意する（はみ出していると衣服が濡れる）。

（前頁）
紙おむつ：
紙おむつは，水分は外側の高分子吸収体に吸収されるので，皮膚にあたる不織布の部分は乾燥していてさらっとしている。紙おむつであっても排尿・排便後には速やかに交換する。

布おむつ：
形は長方形の輪型もの，正方形，成型タイプなどがある。素材は綿100％や混合のもの，織り方も平織り，ドビー織などがある。おむつは，月齢に応じた大きさにたたんで利用する。

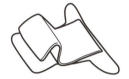 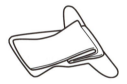

前を厚くする　　後ろを厚くする

図5－8
布おむつ

❷ **排尿の自立への支援**

排尿の自立には，一人歩きができるための運動機能が発達していること，尿意の表現ができること，膀胱の容量が大きくなり1回の排尿量が多くなることの条件が必要である。排尿の自立には季節の影響を受けることがある。

① 2歳頃，一人一人の排尿間隔をみて，おむつが濡れていない時や排尿をしたい様子がある時にトイレにさそう。行くのを嫌がるようなら無理強いはしない。トイレの子ども用便座やおまるに座らせ，「シー」などと声をかける。排尿があるとほめる。個人差は大きいが，次第に，おむつに尿をした後で知らせるようになる。知らせたときは十分ほめる。

② 3歳頃までには，日中は排尿前に知らせることが多くなる。事前に知らせたときやトイレに自分で行くようになったら十分ほめる。女子は，尿路感染症を起こす細菌を腟や尿道口に入れないように，前から手をいれて，そっと押し当てるように拭くこ

抗利尿ホルモン：
『子どもの保健』第2章
／❶睡眠の意義／図2－
13「睡眠の役割」（p.42）
参照

排便回数の減少：
『子どもの保健』第2章
／❸排泄の習慣／❶乳児
期の支援／表2－9「発
達段階における尿・便の
回数」（p.48）参照

    とを教える。
 ③ 感染防止のために，手を石けんと流水で洗わせる。
 ④ 夜間の排尿の自立は，脳下垂体後葉から分泌される**抗利尿ホル
   モン**の働きにより夜間の尿量が減少する4歳を過ぎてからになる。
 ⑤ 排尿の自立には個人差がある。失敗しても，叱責しない。

❸ 排便の自立への支援

 乳児期は便が直腸に運ばれると反射的に排泄する。食後は腸の蠕動運動が起こり，排便が促される。便は乳児期のゆるい便から次第に固くなってくる。成長に従って外肛門括約筋が発達し**排便回数が減少**してくる。

 ① 排便の時間が固定してきたり，便意を示す様子がみえたら，「トイレにいこうか」など声をかける。嫌がるようなら無理強いはしない。おむつにしたときは，「うんちが出てよかったね」などと声をかける。トイレやおまるに行くようなら，座らせ，いきむように声をかける。うまく排便ができたらほめる。排便がないようなら，「次にしようね」と，長く便座にすわらせない。
 ② 次第に便意が伝えられ，トイレに行くようになってくるが個人差が大きい。また，便秘気味だと排便に時間がかかったり，痛みがあったりして嫌がることも多い。その時には，便秘への対応が必要である。
 ③ 女の子の場合は肛門周囲の細菌が尿路に感染することを防ぐため，お尻の側から手をまわして，ペーパーを替えながら前から後ろに向かって拭く。最初は保育者が声をかけながら拭く。次第に，拭き方をくり返し教える。
 ④ 4～5歳頃には自分でトイレに行き，後始末もできるようになるが個人差がある。時折，正しい方法で拭けているか，保育者が確認する。
 ⑤ 感染症予防のため，必ず手を石けんと流水で洗うように，習慣をつける。拭くときには個人専用のタオルやペーパータオルを使用する。

❹ 食事の与え方

 乳児期の食事としては，母乳，育児用ミルクを用いた人工栄養，母乳と育児用ミルクの両方を用いる混合栄養がある。だんだんと，離乳食を取り入れ，幼児食へと移っていく。

❶ 母 乳

 母乳には，必要な栄養素が最適な割合で含まれている。消化・吸収がよく，

第5章　保育における保健的対応　　99

免疫物質が含まれており乳児にとって最良のものである。母親にとっても母体の回復を早め，母乳を与えることで満足感を得やすい。

　母乳分泌が少ないなど何らかの理由で母乳を継続できない母親は，周囲の心ないことばで傷つくことがある。育児用ミルクが研究され，母乳の成分に近くなっているので安心するように伝える。

❶　冷凍母乳

　保育所でも，前もって家庭で冷凍することにより母乳を続けることができる。事前に保護者と十分話し合い，冷凍方法，衛生管理などについて共通理解をすることが大切である。また，必ず氏名を記入し，母乳を違う子どもに与えないよう注意が必要である。

① 哺乳びんによる授乳になるので，前もって乳首にならしてもらう。
② 搾乳（さくにゅう）した母乳は，冷凍の状態が保てるように持参してもらう。
③ 保育所でも，母親の名前・量・搾乳した時間を確認し，冷凍庫に入れて保存する。
④ 解凍は，流水中か40℃の湯の中で行う。電子レンジや40℃以上の湯での加熱は母乳の成分が変化するので行わない。
⑤ 母乳は細菌が繁殖しやすいので，搾乳・冷凍・解凍の各過程で温度管理や衛生面への注意が必要である。飲み残したものは捨てる。母親の体調が悪い時には搾乳しない。

❷　人 工 栄 養

❶　ミルクについて

① **育児用ミルク**：母乳の代替として用いられるので成分は母乳に近いものとなっている。製品により味や便性に微妙に違いがあるので，乳児の好みや便性に合うものを選ぶ。

　育児用ミルクには，これまで使用されてきた粉状（粉ミルク）のものと，液体（液体ミルク）がある。乳児用液体ミルクは，調乳済みのミルクが紙パックや缶に入ったものである。常温で保存可能であり，災害時や夜間・外出時にすぐに飲ませることができる。

② **フォローアップミルク**：生後9〜11か月の栄養補給用ミルクで，離乳食では充分に栄養が取れない時に利用する。牛乳は鉄の含有量が少なく吸収率が悪いうえに，腎臓に負担がかかることなどから1歳未満の乳児には与えない。

③ **特殊ミルク**：低出生体重児用調製粉乳・ペプチドミルク・アレルギー用ミルク・乳糖不耐性用ミルク・先天性代謝異常症用ミルクなどがある。

母乳の冷凍：
搾乳した母乳は，専用の滅菌したパックに入れ，日時・量・母親の名前を必ず記入する。すぐにマイナス20℃の冷凍庫に保存し，他の食品に直接触れないようにする。
生活の変化や通勤時間の関係などで冷凍できなくても，できるときだけでいいですよとストレスにならないように伝える。

冷凍母乳の保存：
冷凍庫（−20℃）で保存する。母乳は時期によって成分が多少変動すること，冷凍庫の開閉の頻度もあるので，1か月以内で使い切る。
市町村や園によって，冷凍母乳の保存期間の扱いは多少異なることがある。
一度解凍したものは再度冷凍しない。

乳児用液体ミルク：
2018年8月に食品衛生法に関する省令が改定され，2019年3月から日本でも乳児用液体ミルクが販売されるようになった。

哺乳びんなどの消毒方法：

❶ 哺乳びん用滅菌・保管庫の利用
㋐仕様書に従って利用する。
㋑よく洗った哺乳びん・乳首・計量スプーン・キャップなどを殺菌庫にいれる。
㋒熱風で乾燥消毒，遠赤外線の殺菌灯や紫外線で殺菌し，そのまま保管する。

❷ 煮沸消毒
㋐鍋に哺乳びんと哺乳びんハサミを入れ，十分にかぶる程度の水をいれ，蓋をして火にかける。
㋑沸騰して10分後に，乳首・キャップ・計量スプーンなどを入れ，3～5分煮沸する。
㋒鍋の蓋を押さえて湯をこぼす
㋓専用のケースに入れて清潔に保管する。

❸ 電子レンジでの消毒
専用の容器に，水と哺乳びん・乳首・キャップ・計量スプーンなどを入れて，既定の出力と時間で加熱する。蒸気が全体に行きわたって消毒する。

❹ 薬液による消毒（ミルトン®など）
㋐哺乳びん消毒用の薬剤を入れた水に，洗った哺乳びん・乳首・キャップ・計量スプーンなどを所定の時間漬ける。
㋑消毒液から出し，薬液を振り切って使用する。

図5-9
調乳の方法

❷　育児用粉ミルクの調乳

　調乳は，乳児の発育に合わせて育児用粉ミルクの分量や濃度を適正に調整することである。調乳室，調乳スペースなど定められた清潔な場所で行う。事前に必要な器具類を消毒し，細菌に汚染されないように管理することが大切である。

① 哺乳びんなど必要物品の消毒・保管
　㋐ 哺乳びんなどの消毒をするときには必ず事前に石けんで手をよく洗う。
　㋑ 哺乳びんや乳首は専用の清潔なブラシを用いて，びんの内側と外側，乳首を，洗剤でよく洗う。残ったミルクを完全に除き，きれいな水で十分にすすぐ。
　㋒ 消毒する。哺乳びん用滅菌・保管庫による消毒，煮沸消毒，電子レンジによる消毒，薬液による消毒の方法がある。
　㋓ 消毒したものは汚染されないように，使用直前に取り出すか，清潔な保管ケースに保管しておく。取り出す前には必ず，石けんと水で手をよく洗い，消毒した哺乳びんバサミを使用する。

② 調乳に必要な物品
　消毒した哺乳びん・乳首・キャップ・計量スプーン・哺乳びんバサミ，ポット（煮沸後70℃以上に冷ました湯）

③ 調乳の方法（図5-9）

① 正確な量の育児用ミルク
粉ミルクは添付のスプーンを用いてスリキリで計量する。

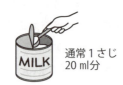
通常1さじ 20ml分

② 出来上がり量の3分の2の湯を注ぐ
　湯は70℃以上

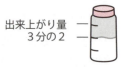
出来上がり量 3分の2

びんの底を円を描くようにゆっくり回して溶かす。

③ 出来上がり量まで湯を加える

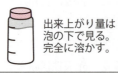
出来上がり量は泡の下で見る。完全に溶かす。

④ 40℃に冷ます

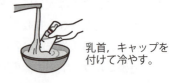
乳首，キャップを付けて冷やす。

㋐ 調乳する場所を清潔にする。
㋑ 調乳専用のエプロンを着用し，水と石けんで手をよく洗う。
㋒ 湯を準備する。必ず沸騰させ，湯は70℃以上に保ち，沸かしてから30分以上は放置しないようにする。
㋓ 必要な育児用粉ミルクの量を確認する。
㋔ 計量スプーンで正確な量の育児用粉ミルクを哺乳びんに加える。
㋕ 哺乳びんに出来上がり量の3分の2ほどの湯を注ぐ。びんの底を，円を描くようにゆっくり回して，溶かす。熱い時は清潔な布巾などで哺乳びんを持つ。
㋖ 70℃以上の湯を出来上がり量まで加える。出来あがり量は泡の下で見る。乳首，キャップを付け，粉ミルクを完全に溶かす。
㋗ 乳首，キャップをつけ，冷水を入れた容器か流水で約40℃に冷ます。（腕の内側に垂らしたときに温かいと感じる程度）。びんの外側の水はペーパータオルなどで拭く。
㋘ 調乳後2時間以内に使用しなかったミルクは捨てる。

❸ 乳児用液体ミルク
① 使用方法に従って使用する。開ける前によく振る。
② 手を石けんと水で洗い，消毒した哺乳びんに移し替える。
③ 開けたら，すぐに使用する。また，飲み残しは捨てる。

❹ 授乳の方法
欲しがる時に飲ませる自律授乳が原則である。平均すると，0か月では2～2.5時間おきで7～8回，1～3か月では3時間おきで6回，4～5か月で4時間おきで5回，授乳量は2か月以降1日の総量で800～1,000mlくらいである。しかし，乳児によって授乳間隔，回数，摂取量に差がみられる。
① 授乳の前に保育者は水とせっけんで手をよく洗う。
② 「ミルクを飲もうね」などと声をかけ，乳児を抱く。乳児のお尻を保育者の大腿部に直角になるように座らせ，上体を起こして，頭を保育者の上腕部にあてる。乳児の両手は身体の前にあり，自由に動かせるようにしておく。
③ ガーゼなどを乳児のあごの下にはさむ。

70℃以上の湯：
70℃以上の湯で調乳すると，まれに粉ミルクの中に入っている菌や手指や器具に付着して入った細菌が，死滅し，感染の危険性が減少する。必ず70℃以上の湯を使用する。
電子レンジは過熱に利用しない。過熱が不均衡で一部に熱い部分ができ，乳児の口にやけどをさせる可能性がある。

授乳は抱いて：
寝かせたまま育児用ミルクを与えると，誤嚥や中耳炎（頭位性中耳炎）の原因になることがあるので，必ず抱いて飲ませる。『子どもの保健』第4章／②保育の現場でよくある疾患／⑬耳の疾患（p.96）参照

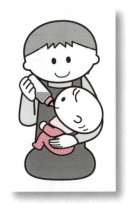

図5－10
授乳

④ ミルクを腕の内側に数滴たらして熱すぎないか温度を確かめる。夏は少しぬるめ，冬は少し温かめの方がよく飲むこともある。
⑤ むせないように乳首の穴のサイズやカットの形状により，出るミルクの量を調節する。
⑥ 乳首で乳児の下唇を軽く触れ，「ミルクですよ」などと声をかける。授乳中は乳児が余分な空気を飲み込まないよう，乳首にミルクが常に満たされているように気をつける（図5－10）。
⑦ 授乳後は，おしぼりで口の周囲・手をやさしく拭く。
⑧ 排気（ゲップ）をさせる。個人差があるが，乳児は授乳時に空気を飲み込みやすい。また，乳児の胃は大人と違って縦長で，排気（ゲップ）とともに，飲んだミルクを一緒に吐くことがあり，授乳後に排気をさせる必要がある。
●乳児の姿勢がまっすぐになるようにあごを保育者の肩の上に持たせかけるように縦に抱き，乳児の背中を軽くさする。あるいはトントンと軽く叩いて排気をさせる（図5－11）。
●排気が見られない時には，嘔吐予防のため体を横に向けるか，やや上半身を高くして寝かせ，しばらく目を離さない。
⑨ 飲んだ量を確かめ，記録する。
⑩ 哺乳びん等の消毒をする

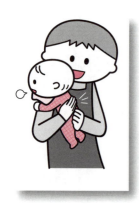

図5－11
排気のさせ方

❸ 離　　乳

　生後5・6か月になると，母乳の成分もたんぱく質やミネラル分が不足してくるようになる。摂食機能の面でも，吸うことから，飲み込む，かみつぶして飲み込むというように発達していく。摂取する食べものの種類・量も増えてくる。このように母乳または育児用ミルクなどの乳汁から幼児食に，「哺乳・吸啜」から「かむこと・食べること」に移行する過程を離乳という。離乳は「食べものを口の中に取り入れること（捕食機能）」，「食べものを飲み込むこと（嚥下機能）」，「食べものをつぶして唾液と混ぜること（そしゃく機能）」を学習する大切な時期である。

❶ 離乳を始める目安
① よだれが増える。
② 手にしたものをなめたり，指しゃぶりなどが多くなる。
③ 大人が食べているものを欲しそうに見たり，口を動かしたりする。
④ スプーンを口の中に入れた時，押しださなくなった。

　離乳食の進みぐあいは個人差があるので，個々のペースに合わせてあせらず，ゆっくりと進める。また，よく食べる時もあればあまり食べない時もあることを忘れない。

❷ 離乳食の与え方

① 乳児の空腹な時に離乳食を与えるようにする。
② 保育者は水と石けんで手をきれいに洗い，食べものを清潔に扱う。
③ 「食事の時間ですよ」などと声をかけ，湯に濡らして絞ったタオルで乳児の手を拭き，専用の椅子に腰掛けさせ，胸にエプロンをつける。
④ 離乳食の前後には「いただきます」「ごちそうさま」と声をかける。途中も，「次は○○だよ」と食べているものの説明や，「もぐもぐしてね」「上手ね」，「おいしいね」などと，楽しい雰囲気で子どもの様子に応じて声をかける。
⑤ 離乳食を与えてから授乳する。
⑥ 食べ終わったら，お茶などの水分を飲ませ口内を清潔にする。汚れた口の周りや手をやさしく拭く。

❸ 離乳の時期に応じたすすめ方

表5-1は離乳のすすめ方の目安である。個人差があるので，あせらずゆっくりと乳幼児の状態に応じてすすめる。

手で食べようとする動きが見られたら，手づかみ食べを十分にさせる（図5-12）。手づかみ食べは，自分の意志と手と口の協調性が必要であり，「自分で食べる」機能の発達を促す大切なものである。手づかみ食べは，スプーン・フォーク・箸を使って食べる行動の基本であり，自分で食べる楽しさにつながっていく。

食物アレルギーのある場合は，保護者との連絡を密にし，原因となる食物に注意し，個別に対応する。

離乳食の与え方のポイント：
- ゆったりとした気持ちで楽しく食事ができるような雰囲気をつくる。
- 初めのころは，うまく飲み込めず口の周りにはみ出すことが多いが，根気よく食べさせる。
- のどに詰まらせたりしないように注意する。
- 手づかみやスプーンに興味を持ち始めたら，こぼすことを気にせず，手やスプーンを使って食べやすいものを与える。乳児の気持ちを大切にする。
- 初めての食材を食べた時には，便の状態を見て，乳児の体調を観察する。

食物アレルギー：
第5章／❷アレルギー性疾患／❶食物アレルギー（p.113）参照

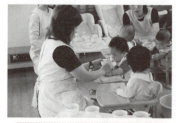
スプーンで食べさせてもらう

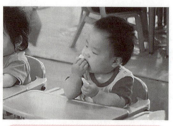
手づかみで食べる

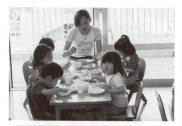
自分でスプーンを使って食べる

図5-12
離乳食（スプーンで食べさせてもらう／手づかみで食べる／自分でスプーンを使って食べる）

		離乳の開始 → 離乳の完了			
		以下に示す事項は，あくまでも目安であり，子どもの食欲や成長・発達の状況に応じて調整する。			
		離乳初期 生後5～6か月頃	離乳中期 生後7～8か月頃	離乳後期 生後9～11か月頃	離乳完了期 生後12～18か月頃
食べ方の目安		●子どもの様子をみながら，1日1回1さじずつ始める。 ●母乳や育児用ミルクは飲みたいだけ与える。	●1日2回食で，食事のリズムをつけていく。 ●いろいろな味や舌ざわりを楽しめるように食品の種類を増やしていく。	●食事リズムを大切に，1日3回食に進めていく。 ●共食を通じて食の楽しい体験を積み重ねる。	●1日3回の食事リズムを大切に，生活リズムを整える。 ●手づかみ食べにより，自分で食べる楽しみを増やす。
調理形態		なめらかにすりつぶした状態	舌でつぶせる固さ	歯ぐきでつぶせる固さ	歯ぐきで噛める固さ
1回当たりの目安量						
I	穀類（g）	つぶしがゆから始める。 すりつぶした野菜等も試してみる。 慣れてきたら，つぶした豆腐・白身魚・卵黄等を試してみる。	全がゆ 50～80	全がゆ90～ 軟飯80	軟飯80～ ご飯80
II	野菜・果物（g）		20～30	30～40	40～50
III	魚（g） 又は肉（g） 又は豆腐（g） 又は卵（個） 又は乳製品（g）		10～15 10～15 30～40 卵黄1～全卵1/3 50～70	15 15 45 全卵1/2 80	15～20 15～20 50～55 全卵1/2～2/3 100
歯の萌出の目安			乳歯が生え始める。		1歳前後で前歯が8本生えそろう。 離乳完了期の後半頃に奥歯（第一乳臼歯）が生え始める。
摂食機能の目安		口を閉じて取り込みや飲み込みが出来るようになる。	舌と上あごで潰していくことが出来るようになる。	歯ぐきで潰すことが出来るようになる。	歯を使うようになる。

※衛生面に十分に配慮して食べやすく調理したものを与える

表5-1　離乳の進め方の目安　（厚生労働省『授乳・離乳の支援ガイド』2019年）

❹ 幼 児 食

　幼児期になると，そしゃくしてすりつぶす機能を身につけ，食べものの大きさや硬いもの，軟らかいもの，粘性のあるものなど食べものの特長を把握できるようになる。

　1〜2歳では前歯でかみ切り奥歯でつぶせるもの，3〜5歳では奥歯ですりつぶせるものと，食品・食材も増えてくる。

　1歳6か月くらいまでは手づかみ食べを十分にさせる。そのことにより，食べる意欲を育て，自分の口にあった一口量がわかるようになる。手指の機能の発達によりスプーンの持ち方は「手のひら握り➡指にぎり➡鉛筆もち」へと変化する。また，はじめはうまくスプーンですくえなかった食べものも次第にすくえるようになる。自分自身の1回量を調節し食べられるようになる。箸を使えるようになるのは3歳頃からであるが，上手に扱えるのは4〜6歳と幅がある。

　幼児は必要なエネルギーや栄養素を3回の食事では摂取しきれないので，不足する栄養分をおやつで補う必要がある。おやつは食事の一部と考える。

　またこの時期は食事のマナーなどを身につける時である。遊び食べ・偏食・むら食い・小食・散らかし食いなどのトラブルが生じやすい。子育て調査でも，保護者の育児上の気がかりの上位に「小食・偏食」など食事の問題が多くあがっている。ゆったりと対応したい。

> **食事の問題：**
> 発達障害のある子どもは，食べられない食品もあり，保護者と連携して配慮する。問題視せず個別的に対応する。

❶ 幼児食のすすめ方

① 保育者もじっくり坐って，声かけをしながら，楽しい雰囲気で食べさせるようにする。
② 食行動の問題は発達過程に現れやすい現象であることを理解して対応する。
③ 空腹の時に食事になるように工夫する（おやつの与え方・運動）。
④ 食卓の近くには気の散るようなおもちゃ類はおかない。
⑤ 食べたがらない時には無理強い（むりじい）をしない。
⑥ ある程度の時間（30分くらい）で切り上げる。
⑦ 食後は，お茶などの水分を飲ませ口内を清潔にする。次第にうがいや歯みがきを指導する。

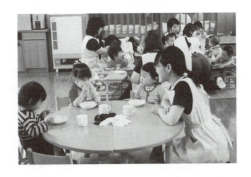

図5－13
保育所でのおやつ

> **うがい・歯みがき：**
> 『子どもの保健』第2章／❹清潔習慣／コラム《歯に強い保育士になろう》「健康な歯と口編」(p.52, 53) 参照

❺ 身体の清潔

　乳幼児は新陳代謝が活発であり，発汗も多く身体が汚れやすいので清潔に保つことが大切である。沐浴やシャワー，入浴は全身を観察するよい機会でもある。皮膚への刺激や新陳代謝（しんちんたいしゃ）も促進させる。

ベビーバス：
ベビーバスはさまざまな種類がある。折りたたみ式，乳児がずり落ちないためのストッパー付のもの，リクライニングで背中の角度を調節できるもの，幼児期になってもプールとして使用できるものなどがある。

図5－14
さまざまな種類のベビーバス

❶ 沐浴

沐浴は沐浴槽や乳児用浴槽（ベビーバス）を使って入浴させることである。保育所では，乳児期を通して必要時沐浴槽で沐浴をさせている。家庭では，生後1か月頃までは全身の抵抗力が弱く感染しやすいためベビーバスを使って入浴させる。

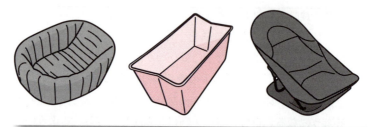

沐浴の目的は，① 皮膚を清潔にする，② 血液の循環をよくして，新陳代謝を高める，③ 全身の観察ができることである。沐浴の前には乳児の健康状態をよく観察してから行う。沐浴時間は，授乳後1時間は避け，睡眠などの乳児の日課を考慮して行う。衣服の着脱を含めて10〜15分くらいが適当である。

●必要物品

着替え用衣類・おむつ（おむつカバー）・バスタオル・沐浴布・柔らかいタオル（ガーゼ）・洗面器・湯・入浴用品セット（乳児用石けん・綿棒・髪ブラシ・爪切り・温度計）・ベビーバス，その他保湿剤など（図5－15）。

乳児用石けん：
乳児の肌は皮脂の分泌が少なく敏感なので，乳児用の刺激の少ないものを使う。ベビー用石けんの多くは，髪と肌の全身が洗えるものが多い。天然成分を使用したものが肌への刺激が少ないといわれている。
固形タイプと液体タイプがある。液体タイプはポンプを押すと泡が出てくるものがほとんどである。泡立てる必要がないので使いやすい。

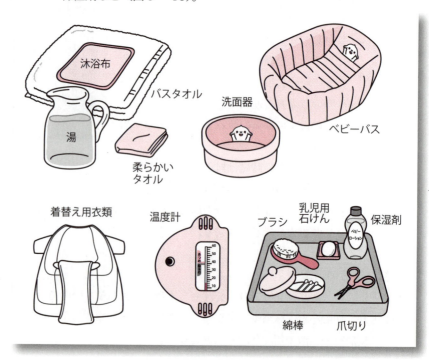

図5－15
沐浴の準備

第5章　保育における保健的対応

●方法：首がすわっていないとき

㋐　必要物品をそろえ，保育者は身支度を整え，手を洗う。
　　沐浴室の室温を24～26℃に調整する。湯の温度は38～40℃（夏は38～39℃，冬は38～40℃くらい）のものを準備し，湯をベビーバスと洗面器に8分目ほど入れておく。

㋑　声をかけながら乳児の衣服を脱がせ，全身を観察する。

㋒　沐浴布を胸の上から両手をくるむようにかけ，片側の手で肩・首・両耳の下あたりを支え，もう一方の手で股間からお尻を支えて抱き上げ，足からゆっくりベビーバスに入れる（図5－16）。乳児が湯に慣れたらお尻を支えていた手を離し，身体全体が湯につかるようにする。「気持ちいいね」など声をかける。

㋓　洗面器に準備した湯に柔らかいタオルを浸し絞る。最初に顔，目から拭く。目頭から目尻にそって面を変えて片方ずつ拭く。片方に目やにがあるときは，ない方から拭き，目やにがある方は目じりから側から拭いて最後に目やにを拭き取る。

㋔　額から頬，あごの順に「3」字または「S」の字を書くように拭く。小鼻と耳介もきれいに拭く。1動作ごとに柔らかいタオルをすすぎ，きれいな面を使う。泡で顔を洗ってタオルでやさしく拭くように流してもよい。

㋕　頭部を柔らかいタオルを使ってベビーバスの湯で濡らし，手のひらで石けんをよく泡立て指の腹部で輪を描くように軽く洗う。石けん分をきれいにすすぎ落とし，絞ったタオルで水分を拭き取る。

㋖　ベビーバスの中で，首➡腕（手の方から肩の方へ）➡胸➡腹➡足の順に，洗う部分の沐浴布をはずし，石けんを手で泡立て洗い，石けん分を洗い流す。くびれた部分は丁寧に洗う。体を洗う時は，小タオルを使わず，手でやさしく洗ってもよい。

㋗　背中が洗えるようにする。前腕に乳児の首と頭を置き，左（右）手の親指と人差し指で乳児の両手を持つように背中を返す（図5－17）。この時乳児の顔が湯につかないように気をつける。右（左）手で石けんを泡立て，背中➡お尻を洗った後，石けん分を洗い流す。

㋘　左（右）手から乳児の上側の手を離し，元の位置に戻す。

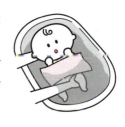

図5－16
乳児の沐浴

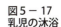

図5－17
乳児の沐浴

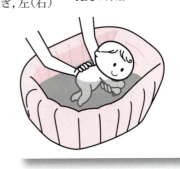

へそのケア：
へその緒は生後次第に乾燥して1週間程で取れることが多い。出産した病院で消毒液を渡された場合は沐浴のあとで1日1回消毒する。消毒をしないこともあり，最近はガーゼは当てない。
おへそに感染が起きることもあるので沐浴時に観察し，膿が出る，いやな臭いがする，おへその周囲が赤いなどの時は受診する。

ヨ　お尻を洗う。男児は陰のうの裏，女児は会陰部を丁寧に洗う。
サ　乳児の体全体を暖めて，かけ湯をしてベビーバスから出す。
シ　広げたバスタオルに寝かせ，軽く押さえるようにして拭く。
ス　あらかじめ重ねておいた衣服を着せる。へその緒の周囲は綿棒でそっと水分を拭き取る。
セ　必要時，頭部を固定し，耳・鼻の入口を綿棒でそっと拭く。綿棒は耳・鼻の中には入れない。頭髪をブラシで整える。爪が伸びていれば切る。
ソ　授乳などで水分を補給する。
タ　使用後，ベビーバスをきれいに洗い，物品を片づける。

図5－18
背中の返し方《別の方法》
①身体を洗っている右手（左手）で乳児の左（右）わきに手を入れ，親指は肩に，残りの指は脇の下で腕をつかむように入れる。（図5－18Ⓐ）
②頭部を支えている手で乳児を起こしてうつ伏せにする。右（左）前腕に乳児の右腕をのせ，顔が水につからないようにする。（図5－18Ⓑ）
③洗い終わったら，左（右）手を上から肩と頭部にあてて，下側の手を起こして仰向けにする。

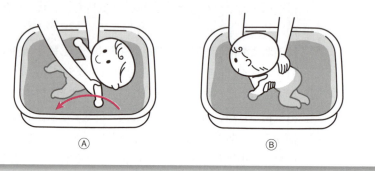

乳児の沐浴方法には，この他にも，ベビーバスに入れる前に顔と頭を洗う方法（図5－19Ⓐ），ベビーバスの外で石けんを使用する方法（図5－19Ⓑ）などがある。石けんを用いずに沐浴剤を利用することもある。乳児の体調や皮膚の状態に合わせ，また保育者がやりやすい方法で行う。

自分で座れるようになったら，座らせて洗う。お風呂用のチェアーも市販されている。滑ったり，倒れたりしないように，目を離さないように注意する。

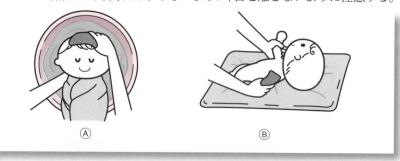

図5－19
乳児の沐浴

❷　シャワー

気温や湿度の高い時，外遊びなどで汚れや汗がひどい時，プール遊びの後には，シャワーを使うなどして皮膚を清潔に保つ。湯の温度に気をつけ，乳幼児が転ばないように注意する。

❸ 入　　浴

　1か月検診で異常がなければ大人と一緒に家庭の風呂で入浴できるようになる。湯がきれいな最初に乳児を入浴させるようにし，湯の温度・入浴時間を乳児に合わせるようにする。

　幼児期になると活動も増え，汗やほこりなどで汚れているため，入浴により身体の清潔をはかる。浴槽に入る前には，かけ湯をして湯の温度に慣れさせるとともに全身の汚れを簡単に洗い流す。特に臀部はよく洗う。幼児期になると自分で洗える部分が増えてくるので，自分で洗えるところは自分で洗わせ，不十分なところは介助する。首・耳の後ろ・腋の下・足の指の間・臀部など洗いにくいところは介助しながら洗い方を教える。

　浴室内の転倒や数秒目を離した隙の溺水などの事故がないように注意する。つかまり立ちができても，浴槽には一人で入れないようにする。

❹　スキンケア

　皮膚の役割は外界からの刺激や細菌の感染から守ることである。乳幼児の皮膚は皮脂量が少なく，皮膚のバリア機能が弱いのでほこりや汗の影響をうけやすい。

　皮膚が汚れた時には濡れたタオルなどでやさしく拭く，あるいは石けんを使用して洗うなどの方法で清潔にする。皮膚を清潔にした後，乾燥肌の乳幼児には保湿性のあるクリーム・ローションなどをつけ，皮膚を保護することが大切である。乳児では指先でクリームを少しずつ置くようにつけると嫌がらない。また，爪を切り，皮膚を掻いて傷つけないようにする。

❺　外 気 浴

　生後2か月を過ぎた頃から，窓を開けて外の空気を入れる，快適な気候の時に抱いて外に出るなどして次第に外気に慣らしていく。

　紫外線の身体への影響として，免疫機能の低下や将来皮膚がんを生じるおそれがある。紫外線が強いときは，不用意に余分な紫外線をあびないように日焼け予防をする。

　① 乳児では紫外線の強い午前10時から午後2時の外出はなるべく避ける。
　② 日差しの強い時には日陰で遊ばせる。
　③ つばの広い帽子をかぶる習慣をつける（図5−21）。
　④ 肌の露出を避ける。袖や襟のある衣服で肌を覆う。色物の衣服の方がより紫外線を通しにくい。

皮膚がん：
皮膚がんは小さい頃に帽子を被る習慣がある人に少ないという報告がある。帽子を被ると紫外線を20％減少させる効果があるという。

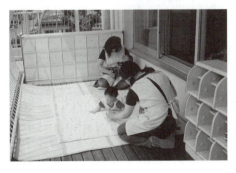

図5−20
保育所での外気浴

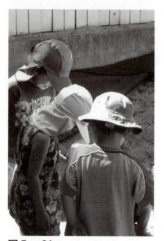
図5-21
帽子を被ろう

日やけ止め乳液・クリーム：
PA（Protection grade of UVA），紫外線A波（UVA）は，波長が長く，皮膚を黒くし，肌の老化の原因となる。PAはUVAから皮膚を守る程度を＋，＋＋，＋＋＋示している。＋が多いほど効果が高い。
SPF（Sun Protection Factor）
紫外線B波（UVB）は，皮膚に赤く炎症を起こし，目にも悪影響を及ぼす。SPFはUVBによる日焼け防止に対する効果が数字で表示されている。数字が高いほど効果が高い。日常生活は20から30くらいである。

《選び方と注意》
紫外線吸収剤より紫外線散乱剤を使用したものが皮膚への負担は少ない。
・刺激の少ないものを選ぶ。乳児用のものも市販されている。香料・防腐剤・アルコールを使用してないもの。
・お湯や石けんで落とせるものを選ぶ。
・外出時に汗をかいたり，時間が経過すると効果がなくなるので，こまめに塗りなおす。

⑤ 紫外線の強い時は子ども用の日焼け止めのUV乳液・クリームなどを使用する。使用時には，皮膚の状態に注意して塗る。

（森本惠美子）

7　衣服・靴

　衣服や靴と健康は深い関連がある。衣服の機能として紫外線や温度，害虫，外傷などの物理的な刺激から体を守る役目がある。このほか，儀礼的な意義や個性の表現としての役割もある。衣服が健康に果たす役割は大きいが，不適切な着衣により低体温や熱中症を招くことや，遊びの最中に衣服の装飾で思わぬけがを招くこともあるため，十分な保健的対応が必要である。乳幼児期を通して子ども自らが健康的な衣服の選択，正しい着衣ができるよう支援したい。
　また，衣服や靴の汚れ，体や足の大きさ，季節に適合しない衣服や靴が児童虐待のサインのことがあり，よく観察する。

❶　乳児期の支援

　体温調節機能が大人と比べて未熟であり，とくに新生児期は低体温に注意する必要があり，大人より1枚多く着せる程度にする。生後3か月を過ぎた頃からは大人と同じ枚数でよい。寝返りやハイハイをするなど，体の動きが活発になってきたら薄着の習慣をつける。乳児期は手足の感覚を育てることが大切なので，手の先と足先が衣服から出ているよう注意する。乳児の足はM型（図5-1　p.92）が自然な肢位（姿勢）であり，この形を妨げないような着衣を選ぶ。
　おむつの世話の他，衣服が汚れる都度着替えが必要なため，着脱が容易な服を選ぶ。形はシンプルで，素材は伸縮性，吸湿性，保温性に富み，洗濯に耐えるものがよい。洗濯は洗剤分が残らないよう，よくすすぐ。

❷　幼児期の支援

　1歳を過ぎると，遊びと同じ感覚で，先ず服を脱ぐことを教える。最初は片方の袖を外してあげたり，丸首シャツも額まで引っ張りあげてやると，自分で引っ張って脱ぐ。誉めながら少しずつ進める。ボタンのはめ外し，着衣などは個人差が大きく，子どもの微細動作や興味の発達に合わせて少しずつ行っていきたい。
　発汗が多いときや衣服の形体によっては着脱がしにくいときもあり，困難な場合は手助けする。
　毎日の着替えの積み重ねにより4～5歳には，服の前後，裏表の判断，ボタン類，ジッパーなどのかけ外しは，ほとんどの子どもが自立する。

また，寒暖の調節，紫外線防護が自分でできるよう，年齢に応じて「今日はポカポカですからセーターを脱いで外に行きましょう」「今日はお日様が元気いっぱいですね。お散歩の支度はなにがいるでしょうか？」などと考えさせることが健康への関心を引き出すことにつながる。

❸　衣服による事故の防止

　乳幼児の指に衣服や寝具のひもが絡まったり，ヨットパーカーのフードが遊具に絡まって窒息するなどの事故がある（図5－22）。また，靴下，タイツなど着用時に滑って転倒したり，ファスナーでからだをひっかいたりはさんだりする事故も起きている。子どもと保護者にはどのような形のものがなぜ危険なのか，視覚的な理解を得やすい方法で指導したい。保護者には，家庭にある衣服も確認するよう指導する。

　子どもには，すべり台などの固定遊具で遊ぶときには必ずリュックサックやかばんを外すよう繰り返し教える。

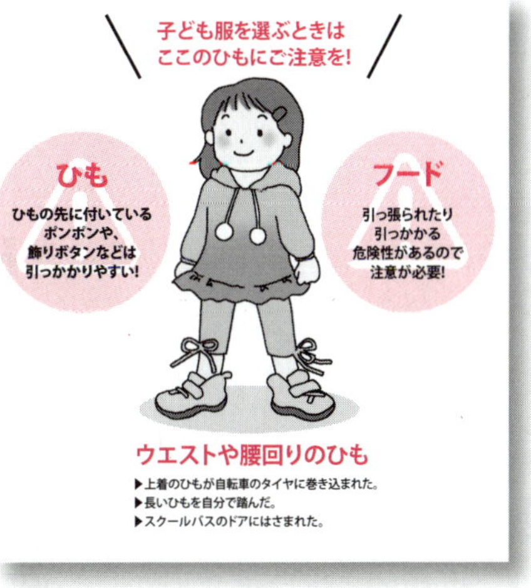

❹　靴の選び方

　近年，幼児の足は，軟骨が多く，また，足の甲の骨は大人と比べて数が少なく，不適切な靴によって指の変形を起こしやすいことがわかってきた。

　保護者が子どもの歩き始めから足に合った靴を選べるよう，保健指導が大切である。また，幼稚園，保育園などでは，冬季を除き室内では素足にして，足裏，足の指全体を使って歩く習慣を身につけたい。靴だけでなく，靴を履く様子，歩き方をよく観察して足に合っているか確認する。

　ヒモ，マジックベルトや中敷きで甲周りの調節ができるものを選ぶ。靴底は適度な弾力と固さがあり，かかとから2/3のところである程度曲るものがよい。また，子どものかかとをしっかり支えられる靴がよい。つま先のゆとりは5㎜～10㎜以下程度がよい。足は半年に5㎜程度しか大きくならないので，大きすぎる靴を選ばず，3～4か月ごとにサイズが合っているか確認するとよい。靴底がすり減ったり，傾いたりした時は交換する。

　また，サンダルをエスカレータに巻き込む事故が起こっているので，十分注意したい。

（中根淳子）

図5－22
衣服による事故の防止

経済産業省から「JIS L 4129（よいふく）」という子ども服のひもの安全基準を定めた JIS 規格のリーフレット，『その服，「カワイイ」だけで選んでませんか？』が出ている。図はリーフレットの一部から引用。衣服に関する保健活動の教材として活用したい。

3 個別的な配慮を要する子どもへの対応

痙攣やアレルギー，心臓の疾患などの慢性疾患を持つ子どもの保育では，個別的な配慮が必要となる場合がある。その子どもの保育に当たっては，その主治医及び保護者との連絡を密にし，病状の変化や保育の制限等について保育士等が共通の理解を持つことが必要となる。しかし，疾患があるからといって対象となる子どもの扱いが特別なものにならないように注意することも必要である。

① 熱性痙攣，てんかん

熱性痙攣を有する子どもへの対応は，発熱や体調に気をつける他，痙攣予防の座薬（商品名：ダイアップ）を使うかどうかの判断と具体的な手技が要求される。保護者と嘱託医とよく話し合い，対応を決めておく必要がある。しかし，子どもの体温を常時測定することは不可能であり，あまり神経質になる必要はない。座薬を使用しても痙攣を起こすことも多く，予防の限界について保護者と共通の認識をもつことが必要である。

てんかんに関しては誤解が多く，様々な偏見をもたれている疾患である。全身の痙攣を起こすものから，一瞬意識がとぶような発作など様々であり，保護者と嘱託医とよく話し合い，個々に対応を決めておく必要がある。

てんかんの特殊なタイプに欠神発作がある。これは小学生に多いてんかんのタイプであり，数秒の意識消失を特徴とする。消失時も倒れたりはせずに，周囲も気が付かないことが多い。一日に数十回起こることもあり，急に学校の成績が落ちた，話を聞いていないといったエピソードの時には疑わなければならない。

熱性痙攣，てんかん共に対応に関しては個々に決めることが重要であるが，子どもの行動制限をしなければならないことはほとんどない。

●痙攣時の対応

眼の前で子どもがけいれんしていると，冷静な判断が困難である。しかし，疾患を特定し，児の将来のために観察することが重要である。

けいれんしている児に遭遇した場合のポイントを以下に示す。

❶ 衣服を緩め，静かに寝かす。

❷ 嘔吐をする場合があるため，顔を横に向ける。

❸ 時間を測る。

❹ 片側か両側か，上半身と下半身は？

⑤ 眼の位置，顔色は？

以上の観察を行い，すぐに治まれば医療機関受診を促し，5分以上持続していれば救急車を要請した方がよい。

●救急車を要請したほうが良い場合
❶ 初めてのけいれん
❷ 5分以上持続するけいれん
❸ けいれんが止まっても意識が戻らない場合
❹ てんかんの子どもの場合はいつもと同様かどうかが重要。

いつもと違う発作のタイプであれば救急車を呼んだほうがよい。

2　アレルギー性疾患

配慮が必要なアレルギー疾患としては，食物アレルギー，気管支喘息，アトピー性皮膚炎がある。

気管支喘息は喘息発作により呼吸困難になる場合があり，食物アレルギーでは食物摂取後にアナフィラキシーと呼ばれる全身の激しいアレルギー反応を起こす可能性があるため，共に緊急の対応が必要な場合がある。そのため，疾患の特徴と対応を理解しておく必要がある。一方では，行動制限や食事制限など，他児と違う対応が必要な場合もあるため，被差別感情などの心理的な配慮も必要となる場合がある。

アトピー性皮膚炎では直射日光や汗，冬場は乾燥などで悪化することがあるので，保護者から十分に情報を得ておく必要があるが，過度の対応は子どもの自己決定の意思や自尊心の成長を阻害する恐れがある。

1　食物アレルギー

平成27年度の報告によると食物アレルギーを有する子どもは4.0%である。年齢別では0歳が6.4%，1歳が7.1%，2歳が5.1%と高く，乳幼児期での対応が求められている。

症状は多岐にわたるが，発疹，下痢，蕁麻疹（じんましん）などを認めることが多い。乳幼児では鶏卵，牛乳，小麦などの頻度が高いが，これらは自然軽快することが多い。学童期などでは甲殻類，そば，ピーナッツなどが多く，自然軽快は少ない。通常は食物摂取30分以内に症状が出現する。

主治医に生活管理指導表を依頼し，保護者とともに摂取可能な品目を個々に相談する必要がある。年長児では自ら「食べられる」と申告する場合があるが，管理表にて禁止食物が入っている可能性のあるものは決して与えてはならない。

生活管理指導表：
「保育所におけるアレルギー対応ガイドライン」（2019年改訂版）にその役割と使用方法が詳しく解説されているので確認しよう。

禁止食物：
2013年，小学5年生が自己申告したチーズ入りのチヂミを食べた後，アナフィラキシーショックで死亡するといった事故が発生した

エピペン®使用の手順

子どもに声をかけながら，できる限り複数の教職員で対応する。

① **注射ができる体制を整える**
- 仰向けに寝かせる
- 自分は，子どもの脇に座る
- 手足が動かないように押さえる

② **エピペン®をケースから取り出して，利き手で握る**
- オレンジ先端が注射側，青色が安全キャップ
- 利き手に「グー」で握る
- 握ったら，できる限り持ち替えない

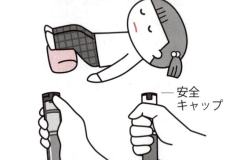

③ **注射部位を決めてから，安全キャップを引き抜く**
- 自分の位置と反対側の太ももが打ちやすい
- 注射部位は，太もも前外側，足の付け根と膝の中央
- ズボンを脱がせる必要はない
- ポケット内のものに当たらないよう注意
- 青い安全キャップを，真っ直ぐ引き抜く

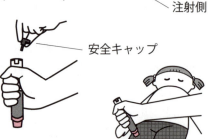

④ **太ももに注射する**
- オレンジ色の先端を目標位置に軽くあてる
- そのまま垂直にグッと押し付ける
- "パン！"と音がしたら押し当てたまま5秒間待つ

● 介助者がいる場合

⑤ **注射完了の確認**
- エピペン®を太ももからゆっくり離す
- オレンジ色のニードルカバーが伸びていれば注射完了
- 伸びていなければ③に戻る
- 使用後のエピペンは，病院に持っていく

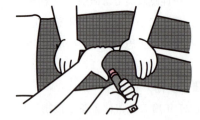

介助者は，子どもの太ももの付け根と膝をしっかり押さえ，動かないように固定する。

⑥ **観察と記録**
- 注射部位は，軽く揉む
- 注射した時間を記録
- 症状をよく観察する（分単位で変化する）

注射前
注射後

効果は1～2分で出現し，15～20分持続する

図5-23 エピペンの使用方法（名古屋市教育委員会HP）

特殊な病型として口腔アレルギー症候群（OAS）がある。OAS は果実や野菜を摂取した数分後に口腔内の違和感，咽頭痛などをきたすものであり，花粉症やラテックスアレルギーと関連するとされている。また，食物依存性運動誘発アナフィラキシーは食物を食べるだけでは症状を認めないが，特定の食物（小麦・エビが多い）を摂取後3時間以内に運動することにより全身のアナフィラキシーを生じるものである。

治療は，軽症であれば抗アレルギー剤の内服でよいが，重症であればアドレナリンの注射が必要となる。最近では**エピペン®**と呼ばれるアドレナリン自己注射が処方でき，既往のある児では積極的に使用される。児がエピペン®を所持しているということは，アナフィラキシーの可能性が高いということであるため，アレルギー反応を起こしている児には積極的に使用するようにしなければならず，助けようとエピペン®を使用したために生じた不都合に対しては法的にも守られている。エピペン®の使用方法を図に示す（図5−23）。

意識がなくても痛みから逃避する行動は起こすため，しっかり固定を行ってから使用することが重要である。また，効果は15分くらいで減弱するため，使用後には救急車を要請して，なるべく早く医療機関を受診しなければならない。

❷　気管支喘息

小児の気管支喘息の多くはアトピー体質を基礎として発症する。ハウスダストやダニ，ペットの毛といった吸入抗原が誘引になる事が多く，気道が狭窄して呼吸困難となる。気管支粘膜の慢性炎症がもとであるため，発作のときだけではなく，継続的な治療が必要である。

症状は咳，喘鳴（ヒューヒュー・ゼーゼー）であり，悪化すると起座呼吸（横になれない），呼吸困難となる。

治療は発作時の気管支拡張剤，ステロイドに加えて，持続的に抗アレルギー剤や吸入ステロイドを使用する。

予防としては子どもの体力向上と室内の清掃，換気，防カビ，ペットとの生活の調整など住環境の整備が重要である。また，運動や行動の制限は子どもの心理的な成長に影響を与えるため，過度には行わない。

❸　心疾患

子どもの中には生まれつき心臓が悪い**先天性心疾患**や**川崎病**にかかりその後のフォローを受けている場合がある。また，不整脈で治療中や経過観察されている子どももいる。不整脈は急に脈が速くなったりとんだりする疾患であるが，この疾患の，あるタイプでは突然死する場合がある。日常の管理と

先天性心疾患：
『子どもの保健』第4章／❻循環器疾患／❶先天性心疾患／図4−8「VSD, ASD」（p.90）参照

川崎病：
『子どもの保健』第4章／❸アレルギー性疾患／❺川崎病（p.88）参照

して運動制限が必要な場合もあるので，家庭，主治医，園医と連携して，個々に対応する必要がある。幼少時に手術を行っている児も多く，心臓の手術では手術痕も大きく目立つため，配慮したほうがよい場合もある。

4　腎疾患

保育の場で対応する必要がある腎疾患として，急性糸球体腎炎とネフローゼ症候群がある。どちらも病気が活動しているときには，入院での対応が必要である。退院後もしばらくは運動制限がある場合がある。ネフローゼ症候群の治療においてステロイドや免疫抑制剤などが投与され，抵抗力の低下が心配されるが，通園許可が出ていればその配慮はほとんど必要がない。通園再開にあたっては，ステロイドの副反応である肥満や長期入院による友人関係の中断や運動能力の低下などに対する配慮や指導がより重要となる。

5　内分泌疾患

保育の場で対応しなければならない疾患として，低身長，糖尿病などがあるが，最近では子どもの肥満やそれに関連する病態も問題となっている。

❶　低身長

それぞれの年齢による成長曲線から大きく外れ，－2SDを下回るものを低身長と呼ぶ。一時点の値ではなく，成長パターンにて考えることが重要である。基礎疾患のない体質性のものや成長ホルモン分泌が悪い下垂体性などがある。また，愛情遮断症候群でも低身長となるため注意を要する。

下垂体性低身長の場合は成長ホルモンの投与を行う。

❷　糖尿病

小児の糖尿病は血糖を下げるホルモンであるインスリンの分泌が悪いインスリン依存性（Ⅰ型）が多い。ほとんどの場合，一生インスリンの注射を行わなければならない。最近は持続注入のタイプなどが普及しているが，副作用での低血糖だけではなく，自由に食事がとれない場合があることや，注射の精神的ストレスにも配慮が必要である。

また，最近は小児の肥満も多く，成人と同様のⅡ型糖尿病の増加が問題となっている。

愛情遮断症候群：
虐待や母親の精神的な疾患により，子どもに十分な愛情を注ぐことができず，成長，発達が遅れるもの。栄養不良の場合もあるが，実際成長ホルモンの分泌が悪い場合もある。
『子どもの保健』第3章／❶健康診断／❸成長曲線によって見つかる異常(p.67)，図3－14(p.68)参照

第5章　保育における保健的対応　　117

4　障害のある子どもへの対応

1　障害のある子ども

　かつて障害のある子どもは就学しなかったり，特別支援学校などに入学したりして地域と少し距離を置いた状態で教育や訓練などを受けていたこともあった。しかし現在では障害の有無にかかわらず子どもたちが共に過ごす統合保育が大きな意義を持つことがわかってきた。

　障害を持たない子どもが偏見をもたないように指導することが重要である。そのため保育者，教員は障害に対して正しい知識を持ち，個々の子どもが健康に過ごせるよう保護者と相談しながら保育計画，指導計画を立てることが望ましい。

■1　精神発達に関する障害

❶　知的障害

　発達段階において知的能力が遅滞しており，日常生活において様々な活動が困難になるものである。次の広汎性発達障害と比較して全体的に遅滞を認めるのが特徴である。原因としては不明のことが多いが，先天性の異常や脳性麻痺に合併したものなど様々である。

　知的障害と診断された場合，教育と福祉の面からその支援を考えていく。特別支援教育により重症度により特別支援教室・学校の利用が選択され，その子にあった支援を保護者と共に考えていく。福祉の面からは療育手帳の取得があげられる。

❷　自閉症スペクトラム

　広汎性発達障害とも表現する。社会性の獲得やコミュニケーション能力の獲得といった機能の遅滞を特徴とする。自閉症スペクトラムと呼ばれる自閉症，アスペルガー症候群などがあり，知的障害の有無は様々である。他児とのコミュニケーションがうまくいかずに喧嘩となるような場合が多い。物事を口頭だけで伝えるのではなく，目で見て理解できる表をつくったり，身振りなどを加えて教えることが必要である。うまく行動できた直後にほめると行動の定着が促されるという報告もある。

❸　注意欠如・多動性障害（ＡＤＨＤ）

　忘れ物が多いなどの不注意および授業中に立ち歩いたり衝動的になると

いった多動性を有する。気持ちのコントロールが出来ずにトラブルとなることも多い。よく褒め，順序立てた行動を促す接し方が必要である。

専門医により処方された薬を内服することにより多動性・衝動性を抑え，通常の生活を送ることができる児が増加している。

2　ダウン症候群（21トリソミー）

代表的な染色体異常症で，性格的には明朗で活発なことが多い。

先天性心疾患などの合併症がある場合や，免疫が弱く感染を繰り返す場合には，個々の対応が必要となる場合もある。しかし，基本的には生活や行動に何も制限はない。精神発達に関しては個人差が大きいが，その性格から集団生活にうまく溶け込むことができ，趣味を生かして様々な分野で活躍している人も多い。適切な教育により様々な能力が大きく伸びる子どもが多いので，発達支援が特に重要である。心疾患を合併していたり，免疫力が弱く感染症に罹患（りかん）しやすい児などもいるため，個別に保護者に確認が必要である。

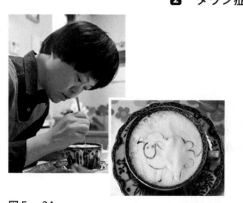

図5－24
名古屋市内で「ガーデンカフェやっちゃんち」を経営するダウン症の女性。真剣な表情で羊の絵柄のカフェラテを作成中。「やっちゃんち」には若いママたちや高齢者が集える部屋が併設され，地域交流にも貢献している。

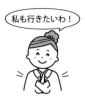

私も行きたいわ！

3　肢体不自由児

出生前あるいは出産時の障害，生まれてからの病気や事故の後遺症によって，手や足，背骨などの運動機能に不自由がある子どものことである。知的な障害を合併することもある。対応は様々であるが，早期からの適切な訓練により関節が固まってしまうのを防いだりできる場合がある。また，適切な装具を使用することで，通常の生活が可能となる場合もある。

4　視覚・聴覚障害

肢体不自由児と同様に出生前あるいは出産時の障害，生まれてからの病気や事故の後遺症によって，視覚や聴覚に障害のある子どものことである。重度の場合は特別支援学校で教育や訓練が行われることが多い。

先天性のほかに後天性のものもあり，それらは予防しえるものである。視力の発達には感受性期間があり，幼児期までに適切な視覚刺激がないと視力が発達しない（弱視）。先天性白内障，先天性眼瞼（がんけん）下垂であれば両側性におこり，片眼の斜視や遠視によるものであれば片側性におこる。眼帯の使用も片側性弱視の原因となる。

視力は問題ないが，色の見え方が他と違う児（色覚多様性）も多くみられる。伴性のためほとんどが男児であり，5％の児に何らかの色覚多様性を認める。2003年度より小学校健康診断での色覚検査が廃止され，気付いていない場

合も多い。赤と緑の他にも茶－緑，灰－緑，橙－黄緑，青－紫，桃－灰，桃－水色などの組み合わせも見にくいため，これらの組み合わせを用いた掲示物などは控える必要がある。

聴覚においてはムンプスなどの**ウイルス感染**や細菌感染により起こるほか，滲出性中耳炎を放置することで聴力障害をきたすことがあるため，注意を要する。

5　口唇口蓋裂

先天的に口唇，口蓋（くちの天井），上顎（前歯〜はぐき）が乖離している病気であり，出生500人に1人の頻度で生まれる。生後早期より口腔外科・形成外科などの処置・手術が繰り返し行われる。

哺乳がうまくできない児や中耳炎に罹患しやすい児などがいるが，基本的に合併疾患がなければ他の児と同様の生活でよい。歯科矯正・マウスピースの使用や手術後にテープなどを長期間使用していることが多く，口周囲の衛生面では配慮が必要である。年長児に関しては他の児との関わりで差別のないような配慮も必要となる。

> **ウイルス感染による難聴：**
> 『子どもの保健』第4章／❶感染症と予防接種／❶ウイルス感染症／❹流行性耳下腺炎（p.81）参照

● やってみよう

❶ 食物アレルギーの対応に関して考えてみよう。
❷ 障害によりできることが限られている子どもと共に活動に参加する工夫について考えてみよう。

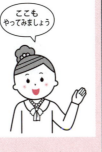

（北川好郎）

●参考文献・図書●
①向井美惠『お母さんの疑問に答える乳幼児の機能の気付きと支援』医歯薬出版株式会社
　2013
②巷野悟郎監修『最新保育保健の基礎知識』日本小児医事出版社　2013
③加藤俊徳「授乳児と中耳炎（授乳姿勢を中心として）；シンポジウムⅠ反復性中耳炎の危
　険因子とその対応」第6回日本小児耳鼻咽喉科学会　32(3)　2011　p.248-253
④沢井竜太編『ベビー用品完全ガイド』（完全ガイドシリーズ）晋遊館　2015
⑤厚生労働省「授乳・離乳の支援ガイド」2019年改訂版
　（https://www.mhlw.go.jp/content/11908000/000496257.pdf ）
⑥抱っこひも安全協議会「『ヒヤリハット』体験募集結果報告」2017
　（https://dakkohimo.jp/news/result/）
⑦厚生労働省「乳児用調製粉乳の安全な調乳，保存及び取り扱いについてのガイドライン」
　2017
　（https://www.mhlw.go.jp/topics/syokuchu/kanren/kanshi/070605-1.html ）
⑧平成30年厚生労働省告知第302号
　（https://www.mhlw.go.jp/content/11130500/000342402.pdf）
⑨環境省「紫外線環境保健のマニュアル」2015
　（https://www.env.go.jp/chemi/matsigaisen2015/full/matsigaisen2015_full.pd）
⑩ビーラント・キンツ著，吉村眞由美監訳『知っておきたいヨーロッパ流子どもの足と靴の知識』
　ななみ書房　2015

第6章
健康及び安全の管理の実施体制

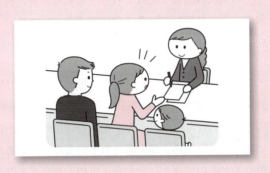

　保育所保育指針「第3章　健康及び安全」では、子どもの健康と安全が子どもの生命の保持と健やかな生活の基本であるとうたわれている。そのため保育所においては、子ども集団全体と一人一人の子どもの健康増進と安全の確保に努めなければならない。この健康と安全に関する理念は保育所のみではなく、幼稚園、認定こども園等においても変わるものではない。

　これらの責務を果たすため、保育に携わる者は組織の円滑な運営に協力し、さらに地域との連携を強めていく必要がある。また、保育者は国や地方自治体が行う母子保健サービスについて理解し、妊婦や子育て家庭がそれを活用することができるよう支援したい。

1　職員間の連携

① 職員間の連携・協働と組織的取組

❶ 組織におけるよりよい連携

　保育所長、あるいは幼稚園、認定こども園等の園長は入所する子どもの健康及び安全に最終的な責任を持っている。したがって、組織が有機的に保健や安全への活動に取り組めるよう職員の教育や支援をしなければならない。

保健計画：
「学校保健安全法」（第5条），「幼保連携型認定こども園教育・保育要領」（第3章）「健康及び安全」に規定されている。具体的には，第6章／②保育における保健活動の計画及び評価（p.123）参照

「児童福祉施設の設備及び運営に関する基準」第33条：
巻末資料（p.148）参照。保育所には，保育士，嘱託医及び調理員を置かなければならない。ただし，調理業務の全部を委託する施設にあっては，調理員を置かないことができる。

健康診断：
「児童福祉施設の設備及び運営に関する基準」（p.145）『嘱託医は第12条における健康診断の実施と事後措置として，記録や児童福祉施設への入所や停止などの措置を行う。』『子どもの保健』第3章／③発育・発達の把握と健康診断（p64）参照
「学校保健安全法」（第11〜18条）

養護教諭：
「学校教育法」（第27条②）および「就学前の子どもに関する教育，保育等の総合的な提供の推進に関する法律（認定こども園法）」（第14条）において，幼稚園や認定こども園には養護教諭，栄養教諭などを置くことができるとあるが，努力義務である。

組織の連携は，健康と安全に関する目的を共通理解した上で，年間の保健計画を策定することから始まる。保健計画の策定は認定こども園，幼稚園も同様である。

保育所の場合は，保育士，嘱託医，看護師あるいは保健師，栄養士などが連携して計画することが望ましい。

保健計画の実践に関しては，責任者と個々の職員の役割を決めて取り組む。保健に関する報告会を毎月行い，実践方法を検討することが必要である。すべての実践は簡潔な記録を残し，情報を共有，検討することによって，よりよい計画へと結びつけることができる。

❷ 他の職種との協働

保育所の場合を例にあげると，他の職種とは「児童福祉施設の設備及び運営に関する基準」第33条に，「保育所には，保育士，嘱託医及び調理員を置かなければならない」とある。このほか，自治体や施設により看護師あるいは保健師，栄養士が配置されていることもあるが義務ではない。食育の実施や子どもの健康と安全を守るためのさまざまな取り組みには，保育士とこれらの専門職種との協働が必要である。今後，看護師等の配置強化が望まれる。

嘱託医は常勤ではないが，健康診断，予防接種に関する保護者や保育士等への指導，子どもの病気やけが，事故への対応，感染症の予防および発生時の対応と助言，衛生器材・医薬品に関する指導など多岐にわたり，小児科専門医が望まれる。

看護師は，子どもや職員の健康管理，子どもの健康状態の観察，病気やけがへの応急手当，子どもの発育・発達状態の把握と評価，乳児保育の実践などの役割を担うが，これらはすべて保育士と協力して行う。また，看護師はそれぞれの項目において保育士へ保健的指導を行う。保健計画も保育士と協議して立案する。

栄養士は，食育の計画・実践・評価，授乳・離乳食を含めた食事・間食の提供と栄養管理，子どもの栄養状態，食生活の状況の観察などを行う。特に近年，食物アレルギーの子どもへの食事の提供及び食生活に関する指導・相談などで連携が重要視されている。

調理員は，食事の調理と提供，食育の実践等において保育士と密接な連携が必要である。

幼稚園，認定こども園の場合も園長，教諭，養護教諭，園医などの協働により，保健的な対応に関する共通理解が促進され，事故防止や体調不良時の適切な対応へとつながる。

（中根淳子）

2 保育における保健活動の計画及び評価

1 保健計画の作成と活用

保育所保育指針は"健康増進"の項の中で「子どもの健康に関する保健計画を作成し，全職員がそのねらいや内容を踏まえ，一人一人の子どもの健康の保持及び増進に努めていくこと」と定めている。

保育の根幹(こんかん)である"子どもの健康及び安全の確保"の具体化である保健活動を展開するため保健計画は作成される。そのため保健計画は，保育内容の**全体計画**である保育課程の重要な構成要素になる。

保育所保育指針：
資料（p.143）参照

全体計画：
表6－1，表6－2参照

❶ 保健計画の作成

保健計画の内容は3つに大別される（図6－1）。

❶ 健康管理
健康診断・日々の健康観察による健康状態の把握・定期的な計測による発育状態の把握・疾病予防・救急処置・食育

❷ 健康教育
日々の保育を通して行う健康的な生活リズムや生活習慣の形成・体力作り・子どもと保護者に行う食育も含めた健康・安全教育プログラム

❸ 環境衛生・環境安全

図6－1
保育所における保健活動

これらの内容を年間・月間・クラスごとに作成する（表6－1，表6－2）。また，活動の共通認識・強化・継続を図りたい場合は，必要に応じて項目別（歯科衛生・衛生管理・健康管理など）に分けて立案することが望ましい。このとき，看護師や保健師が在勤している場合は，専門性を生かし計画作成に参加する。また，医師や栄養士などの協力も必要である。

❷ 保健計画の活用

作成された保健計画は，"保健活動"として，日々の保育で展開されなければ意味を持たない。つまり，日・週・月・季節・行事などの保育に，保健や安全の視野に立った"保健活動"が併(あわ)せて計画的に進められる必要がある。

○○年度　年間保健計画　　　　　　　　　　　　　　　　○○園

年間目標	○食事，睡眠，遊びなど一日を通した生活リズムを整え，心身の健康づくりの基礎をつくる ○日々の保育の中で子どもたちが健康に関心を持ち，基本的な清潔や健康の習慣がつくようにする ○一人一人の発育・発達状況や日々の健康状態に配慮しながら，日常的な遊びや運動遊びなどを通して体力作りができるようにする			
	I期（4月・5月）	II期（6月・7月・8月）	III期（9月・10月・11月・12月）	IV期（1月・2月・3月）
目標	・一人一人の子どもの健康状態を把握し園生活になれ安定感を持って過ごせるようにする ・一人一人の生活習慣の状態を把握し生理的欲求を十分満たせるようにする ・衛生管理マニュアルにそった健康管理をする	・虫歯予防に努める ・梅雨時の衛生，健康に気をつける ・夏の暑さに留意し快適に生活できるようにする ・水遊びを楽しみ，健康増進が図れるようにする ・生活リズムの大切さを伝える	・運動会に向けて体力をつける ・薄着の習慣を身につける ・目の健康に気をつける ・歯みがきの習慣を身につける ・風邪，インフルエンザ，嘔吐，下痢の予防に努め，健康増進が積極的に図れるようにする	・戸外で全身運動をし，寒さに負けない体力づくりをする ・生活リズムの確立をめざす ・一年間の成長を感じ生活を振り返る ・耳，鼻の健康に気をつける
子どもの活動	・十分な戸外遊び ・園生活のリズムを身につける ・春の健康診断 ・身体測定（毎月実施） ・0歳児健診（毎月実施）	・歯の衛生集会 ・プール前健康診断 ・0歳児，沐浴 ・プール遊び，水遊び ・皮膚，頭髪の清潔	・生活リズムの立て直し ・衣服の調節をする ・秋の健康診断 ・歯科検診	・寒さに負けない戸外遊び ・節分行事の参加 ・やけどに注意する ・大きくなったことを感じ喜ぶ
留意点	・緊急連絡先の確認と記録をする ・子どもの身体的特徴の把握（発育状況・既往歴・予防接種状況・体質・特徴），記録をする ・保健的で安全な環境を提供する ・アレルギー児の状況や除去食の対応，与薬児，健康配慮児を全職員に周知徹底する ・登園時の手洗い，うがいのお願いをする ・室内の温度，湿度，換気に配慮し衛生管理に気をつけ，清潔に過ごす ・園児健康診断の結果を記録し活用する ・歯の大切さを知らせていく	・夏の暑さに対応する（室内の温度，水分補給，休息，汗の始末，服の着替え，木陰での活動等，健康状態の把握） ・プールでの事故防止，衛生管理を職員に周知する ・水遊び，プール遊びの時期は子どもの健康状態の観察を強化する	・感染症の園内の発生状況を職員に周知し，対応していく ・手洗いうがいの励行を職員，保護者や子どもに再度伝え，園内感染を防ぐ ・室内の換気，室温，湿度に注意 ・気温や運動量に合わせて衣服調整できるように年齢に合った声がけや援助をする ・体調に合わせ薄着の習慣を身につけ健康な生活を作り出せる様にする ・歯科検診によりむし歯の治療をすすめ歯の大切さを知らせる	・生活リズムが乱れる事の多い年末年始の生活を整える ・節分では事故に注意して豆を取り扱う ・耳，鼻のしくみを子どもの年齢に合わせて伝え，大切さを知らせる
保護者への保健指導	・調査票の記入，提出の依頼 　緊急連絡票・健康調査票・保険証番号・乳児医療証・かかりつけ医師の確認をする ・登園許可証の説明 ・日本スポーツ振興センター加入の説明 ・衛生管理マニュアルにそった理解と協力の依頼 ・アレルギー児や宗教上の理由による給食除去のための面談及び与薬児童の面談実施と関係書類の提出依頼 ・健康診断，必要に応じて受診をすすめる ・規則正しい生活習慣の大切さを知らせる ・予防接種の励行と助言 ・保健だよりの配付による情報の通知（月1回） ・園内発生感染症の掲示 ・手洗い，うがいの大切さを周知	・梅雨期の衛生管理 ・食中毒の防止 ・とびひ時の園対応について理解を求める ・夏の感染症や暑い時期の過ごし方について指導をする ・健康診断結果の報告，必要に応じて受診をすすめる ・規則正しい生活習慣の大切さを知らせる	・嘔吐，下痢についての情報を通知し感染予防もふくめ処理の仕方も伝える ・薄着について知らせる ・健康診断，歯科検診結果の報告，必要に応じて受診をすすめる ・運動会の練習時の家での注意点を伝える（早寝，早起き，十分な食事，休息，の大切さ） ・乳歯の役割の大切さを伝え，むし歯予防を働きかける	・新入園児説明会において，内定児の保護者に健康管理に関する説明をする ・やけどについての注意，啓発をする ・耳，鼻の大切さを知らせ，疾病がある時は受診をすすめる（特に滲出性中耳炎は発見が遅れるので具体的な症状を知らせる）
環境整備	・健康カードのチェック ・医療室の環境整備 ・救急薬品，材料等医療品の点検 ・玩具等の清掃と室内整備，安全点検 ・固定遊具の安全点検及び園庭整備 ・砂場の清潔	・害虫駆除 ・歯みがき指導に関わる環境設定 ・プール，プール用玩具の安全点検 ・プール試薬の保管や取り扱いを職員に指導	・AED機器の点検及び職員に取り扱い方を再指導 ・運動会に使う体育用品の安全点検 ・嘔吐，下痢の処理を確実に行う手順の確認	・健康記録簿，児童票整理 ・園児健康状態の引継ぎ ・予防接種の実施状況の確認 ・新入園児健診の結果の把握と記録 ・次年度に向け 　保健関係書類の形式見直しと作成 　保健計画の反省と見直し及び作成

表6-1　A公立保育園　年間保健計画

第6章　健康及び安全の管理の実施体制　　125

○○　年度	保健計画（月間）	○○園

<table>
<tr><td rowspan="4">年間目標</td><td colspan="2">○ 0歳児 衛生的で安全な環境の中，情緒の安定をはかり，離乳・歩行の完成，発達への援助をする
○ 全園児 健康状態及び傷病児を把握し，適時適切な対応をする
○ 保護者 保健・安全・衛生活動の実際を保護者に伝えたり情報提供を行い，理解と協力を得る
○ 地　域 連携園と協力し保健衛生活動を実施する</td><td rowspan="4">配慮事項</td></tr>
</table>

年間目標	○ 0歳児 衛生的で安全な環境の中，情緒の安定をはかり，離乳・歩行の完成，発達への援助をする ○ 全園児 健康状態及び傷病児を把握し，適時適切な対応をする ○ 保護者 保健・安全・衛生活動の実際を保護者に伝えたり情報提供を行い，理解と協力を得る ○ 地　域 連携園と協力し保健衛生活動を実施する	配慮事項	・保護者と信頼関係を築き・クラス間ではコミュニケーションを深め，常に衛生的で安全な環境を作り個々の成長発達を相互に確認していく ・1日1回巡回し健康状態の把握をする ・園全体で取り組む衛生活動の徹底に努力する ・傷病発生時の適切な対応を職員全員が行えるようにする ・ほけんだよりを毎月発行し，保育園での活動を伝える ・適宜質問に応じ保健相談を受ける

月	月別保育目標	保健行事	保健目標	ほけんだより内容
4月	**楽しい保育園** 入園・進級を喜び，新しい環境に慣れる	春季健診	体調に留意し園生活になれるようにする	登園時の健康チェックの再確認 手洗い・清潔の確認 春の感染症について
5月	**友だち大好き** 友達と一緒に元気に遊ぶ	0歳児健診	つめ・身体の清潔に留意する 事故・けがの無いよう元気に体を動かせるようにする	薄着・体を動かす時の安全について（動きやすい服装・くつの選択・サイズ・清潔について）
6月	**雨でも楽しいね** 梅雨期を健康に楽しく過ごす	プール前健診 歯の衛生週間	食中毒に注意し・清潔に心がける 歯の衛生・虫歯について理解し，歯みがきの大切さを知る	梅雨時の衛生について（手洗い・食中毒・除菌） 歯みがき・虫歯予防
7月	**うれしい水あそび** 夏の遊びを楽しむ	0歳児健診	安全で衛生的に水遊びを楽しむ 皮膚の清潔に心がける	夏季の感染症について 紫外線について 皮ふの清潔（とびひ・虫刺されなど）
8月	**太陽と友だち** 夏の自然に親しむ	0歳児健診	安全で衛生的に水遊びを楽しむ 暑さ・紫外線に留意し元気に遊ぶ	夏の体調の整え方（衣服・環境など） 熱中症について
9月	**体を動かそう** のびのびと運動遊びを楽しむ	0歳児健診	体調をととのえて元気に遊ぶ 事故・けがの無いように運動遊びを楽しめるようにする	生活リズムについて（睡眠と骨の形成・成長について）
10月	**散歩に行こう** 秋の自然にふれて遊ぶ	秋季健診 歯科検診	かぜに負けない丈夫な体をつくる 歯・眼の大切さを知る	衣服の調節について インフルエンザ予防接種について
11月	**うたおう・おどろう** 友達と一緒に表現遊びを楽しむ	0歳児健診	かぜの予防に努め元気に遊ぶ	かぜに負けない体づくり（生活・食事・環境） 冬季感染症につて
12月	**子どもは風の子** 寒さに負けず元気に過ごす	0歳児健診	寒さに負けず元気に遊ぶ かぜや流行性疾患の予防に努める	年末年始の体調管理について 流行の感染症について（インフルエンザ・感染性胃腸炎など）
1月	**うれしいお正月** お正月遊びを楽しむ	0歳児健診	生活のリズムを整える	お正月後の生活リズムづくり 冬季の室内環境の安全について
2月	**みんな友だち** 異年齢の友だちとの遊びを楽しむ	0歳児健診 新入園児健診	気温の寒暖・湿度に留意して元気にすごす	かぜ・インフルエンザの悪化予防 冬のけが予防
3月	**大きくなったね** 大きくなったことを喜び入学や進級に向けて期待をもつ	0歳児健診 新入園児説明会	1年間の成長を振り返り，成長の喜びを知る	1年の成長・健康・保健のまとめ
備考		AEDの点検と職員への使い方再確認　「保育所におけるアレルギー対応ガイドライン」の改訂に伴う職員間の確認 感染症の流行状況を把握し，職員・保護者に知らせ適切な対応を実施する 次年度に向けて保健関係書類の見直しと作成，保健計画の反省と見直し及び作成		
反省		保健衛生活動を，園児・保護者・職員と協力しながら実施することができた。 食物アレルギー・感染症対応について最新の情報を把握するとともに職員間に共通認識ができるよう繰り返し説明と確認を実施した。		

表6－2　A公立保育園　月間保健計画

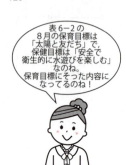

表6-2の8月の保育目標は「太陽と友だち」で、保健目標は「安全で衛生的に水遊びを楽しむ」なのね。保育目標にそった内容になってるのね！

このような保健計画があることによって，感染症や事故などの危機的状況の予見や迅速な対応への備えが可能になる。

2　保健活動の記録と自己評価

❶　記録の要点

保健活動は，保育日誌・保健日誌・健康記録・行事記録・事件事故記録など，様々な書類に記録される。記録は，後から見直すことで，評価・改善して次の活動の展開に活かすという意味がある。そのためには，子どもの姿（興味・関心・理解・状況など）と保育者の保育（保健活動）の二つの視点から記録をする。保育の視点では，原因・状況・結果や保護者に伝えたいこと，やって良かったこと，悩んだこと，解決したい課題や職員間で話し合ってみたいことなどを記録する。

❷　評価と展開

国：
社会福祉法（第78条）

保育所における自己評価ガイドライン：
（厚生労働省2019年5月）

幼稚園における学校評価ガイドライン：
（2011年改訂版）を確認しよう。

国は，社会福祉事業において，その提供する福祉サービスの質の評価を行うことを定めている。保育における評価としては，「保育所における自己評価ガイドライン」や「幼稚園における学校評価ガイドライン」に詳細が定められている。

保育所では，実施された保健活動が，子どもの健康及び安全を守る活動になっているかを評価することになる。まず，保健計画に沿って行った保健活動の自己評価を記録の要点に沿って行う。次に職員間でのカンファレンス（会議や相談）や研修で，組織として活動の成果や問題意識の共有などを行い，課題を整理して，さらなる向上につなげる。

まめに、見てね！

成長曲線・カウプ指数：
『子どもの保健』第3章／❸発育・発達の把握と健康診断／❷身体発育の評価（p.66）参照。

例えば身体測定において，測定値を記録しておくだけでは子どもの最善の利益につながらない。測定値と共に子どもの心身の観察を行い，子どもの姿と成長曲線やカウプ指数などを活用して数値の分析を記録する。さらに，保育（保健活動）の視点から問題や課題に気づき記録をする。これを職員間で話し合い，課題を絞り込み，肥満ややせの早期発見・生活リズムの見直し・病気の早期発見・虐待の兆候の気づきなどにつなげることで，理想的な保健活動の展開が生まれる。

このように，一つ一つの保健活動の意味を理解して保健計画を作成し，発展的な活用・記録をして展開することが，保健活動の評価であり，それにより質の高い保育が達成されることになる。

第三者評価：
第三者評価のためのガイドライン「福祉サービス内容評価基準ガイドライン（保育所版）」厚生労働省2016年3月を確認しよう。

また国は，保育施設を専門的で客観的な立場から評価して質の向上に努められるよう，第三者評価（外部評価）を求めている。これにより，保育施設の運営や保育内容などについて利用者（保護者）や地域住民に十分説明する

ことができる。保育所保育指針においてもこうした説明責任や社会的責任が強調されており，各保育施設は常に自らの保育を改善していくことはもちろんのこと，自己評価の取組みを踏まえ，これに基づく根拠のある説明を対外的にしていくことが必要とされている。

(佐藤直子)

3 母子保健・地域保健における自治体との連携

1 主な母子保健対策と保育

1 「健やか親子21（第2次）」

2000（平成12）年にわが国の21世紀における母子保健の取り組みの方向性が「健やか親子21」に示され，2015（平成27）年からは「健やか親子21（第2次）」が始まっている（図6－2）。母子保健を取り巻く状況には，少子化の進行，晩婚化・晩産化と未婚率の上昇，核家族化，育児の孤立化，子どもの貧困，母子保健領域における健康格差などがある。これらを踏まえ，10年後に目指す姿を「すべての子どもが健やかに育つ社会」とし，すべての国民が地域や家庭環境等の違いにかかわらず，同じ水準の母子保健サービスが受けられることを目指す。その実現のため，図6－2のように3つの基盤課題と，2つの重点課題が設定され，厚生労働省，都道府県，市町村が連携して取り組んでいる。

核家族化：
核家族（夫婦（ひとり親を含む）と未婚の子）は統計上減少し，単独世帯が増えている。（厚生労働統計協会編集・発行『図説 国民衛生の動向2018/2019』2018，p.55）

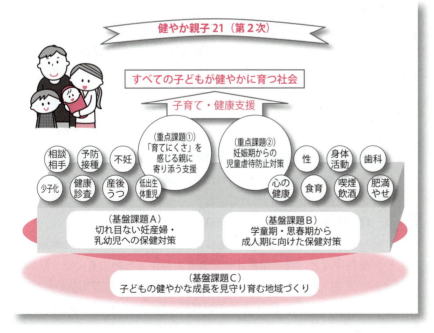

図6－2 「健やか親子21（第2次）」イメージ図

❷ 母子保健対策

わが国の母子保健対策は，図6-3「母子保健対策の体系」のように思春期から妊娠，出産，そして育児期にわたる母子に，保健指導，健康診査，療養援護のほか，医療援護等が実施されている。

保育に携わる者は，それらのサービスを子どもや保護者が活用できるよう支援する必要がある。そのためには，地域に合わせて，いつ，どこで（保健所なのか，保健センターなのか医療機関なのかなど），どのようなサービスが提供されるか実際的な知識を得るようにしたい。

図6-3
母子保健対策の体系

（厚生労働統計協会編集・発行『図説 国民衛生の動向 2018/2019』2018, p.111）

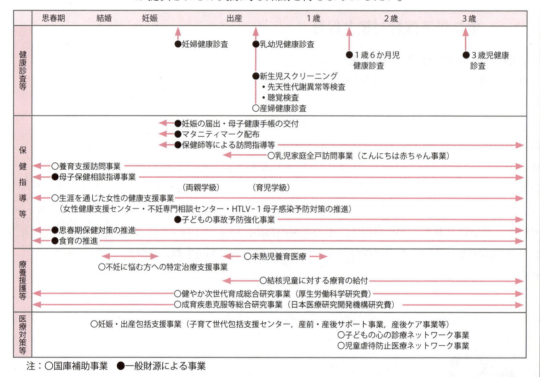

❶ 保 健 指 導

主な母子保健施策のうち保健指導等に区分されているものは，図6-3のように思春期から育児期にわたり，保健相談や訪問指導など多くの事業が市町村を中心に行われている。

❶ 妊娠の届出および母子健康手帳の交付

妊娠を行政的に把握するとともに，妊娠から育児期にわたる健康診査や保健指導などの母子保健サービスを実施するためのもので，妊婦にとっては，最初の手続きとなる。市町村における母子保健事業の一つで，母子保健法に基づき妊娠したものは妊娠の届出をする（第15条，表6

母子保健法：
わが国の母子保健対策は図6-3のようにそれぞれの時期にふさわしいサービスが受けられるよう体系化されているが，母子保健法は，特に母性，乳幼児に対する保健指導，健康診査，医療その他の措置を講じている法律である。

－3）。また，届出をしたものに対し母子健康手帳が交付される（第16条）。母子健康手帳は妊娠，出産，育児の一貫した健康記録であり，関連する行政情報や保健・育児情報を提供している。

目的	○母性並びに乳児及び幼児の健康の保持及び増進を図るため，母子保健に関する原理を明らかにするとともに，母性並びに乳児及び幼児に対する保健指導，健康診査，医療その他の措置を講じ，もって国民保健の向上に寄与することを目的とする。	
定義	妊産婦	妊娠中又は出産後1年以内の女子
	乳児	1歳に満たない者
	幼児	満1歳から小学校就学の始期に達するまでの者
	新生児	出生後28日を経過しない乳児
主な規定	1 保健指導（10条）	市町村は，妊産婦等に対して，妊娠，出産又は育児に関し，必要な保健指導を行い，又は保健指導を受けることを勧奨しなければならない。
	2 健康診査（12条，13条）	・市町村は1歳6カ月児及び3歳児に対して健康診査を行わなければならない。 ・上記のほか，市町村は，必要に応じ，妊産婦又は乳児若しくは幼児に対して，健康診査を行い，又は健康診査を受けることを勧奨しなければならない。
	3 妊娠の届出（15条）	妊娠した者は，速やかに市町村長に妊娠の届出をしなければならない。
	4 母子健康手帳（16条）	市町村は，妊娠の届出をした者に対して，母子健康手帳を交付しなければならない。
	5 低出生体重児の届出（18条）	体重が2,500g未満の乳児が出生したときは，その保護者は，速やかに，その旨をその乳児の現在地の市町村に届け出なければならない。
	6 養育医療（20条）	市町村は，未熟児に対し，養育医療の給付を行い，又はこれに代えて養育医療に要する費用を支給することができる。

保育者が保護者から第2子，第3子等の妊娠の可能性を聞いた場合，早めの受診，母子健康手帳の交付を奨める。母子健康手帳の未交付は児童虐待のリスク要因として注意すべき点である。

また，母子健康手帳交付とあわせてマタニティマーク（図6－4）が無償で配布される。妊婦が交通機関を利用する際に身につけることにより周囲の配慮を促すことを目的としている。主要な駅などでも配布している。

母子健康手帳：
昭和17年から配布されていた妊産婦手帳を，昭和40年の母子保健法制定に合わせ母子健康手帳の名称に変更された。妊産婦及び乳幼児の健康の保持及び増進の重要性を強調する名称である。育児に関する情報も掲載されているので，子どもの父親とともに活用してほしい。

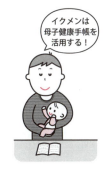

表6－3
母子保健法の概要

（厚生労働統計協会編集・発行『図説 国民衛生の動向 2018/2019』2018, p.112）

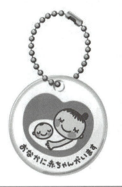

図6－4
マタニティマーク

（厚生労働省：各駅等においても無償配布するマタニティマーク〈直径5cm〉）（厚生の指標 p.116）

児童虐待のリスク要因：
厚生労働省雇用均等・児童家庭局総務課『子ども虐待対応の手引き（2013年改正版）』第2章によると，妊娠の届出が遅い，母子健康手帳未交付，妊婦健康診査未受診，乳幼児健康診査未受診は児童虐待のリスクが高いと想定されている。

未熟児:
母子保健法第6条に, 未熟児とは「身体の発育が未熟のまま出生した乳児であって, 正常児が出生時に有する諸機能を得るに至るまでのものをいう」とある。通常は早期産児で出生体重が2500g未満の低出生体重児のことをさす。「未熟児」は医学用語としては使用されていない。

児童虐待の発生予防:
『子どもの保健』第1章／❹地域における保健活動と子ども虐待防止／❹児童虐待の対策 (p.16) 参照

図6-5
乳児家庭全戸訪問事業と養育支援訪問事業

(内閣府・文部科学省・厚生労働省『子ども子育て支援新制度ハンドブック 施設・事業者向け』2015年7月改訂版 p.21 一部加筆: 母子保健法に基づく訪問事業の下部)

❷ 妊産婦と乳幼児の保健指導

主に市町村における母子保健事業である。妊産婦, 新生児, 未熟児に対して, 必要に応じ, 医師, 助産師, 保健師が家庭を訪問して保健指導を行う (母子保健法 第10～11条, 第17条, 第19条など)。

妊産婦については, 市町村と委託契約した医療機関で行った妊婦健診の結果により, 保健衛生のみでなく日常生活全般にわたる指導が妊婦と家族に行われる。

新生児や家庭で養育している未熟児に対しては新生児期を過ぎた場合でも必要があれば, 継続して訪問指導を行うことができる。

❸ 乳児家庭全戸訪問事業（こんにちは赤ちゃん事業）

子ども・子育て支援法第59条に基づく事業で, 実施主体は市町村である。前述の訪問指導と連携して行う。生後4か月までの乳児のいるすべての家庭を訪問し支援を行う。訪問者は所定の研修が必要で, 保健師, 助産師, 看護師の他, 保育士, 地域住民である母子保健推進員, 児童委員, 子育て経験者等からなる。このように地域住民により, 乳児を育てる家庭の孤立を防止するとともに児童虐待の発生予防の役割も担っている。

訪問者は育児等に関する様々な不安や悩みを聞き, 相談に応じるほか, 子育て支援に関する情報提供等を行う。訪問において, 子育てに強い不安が認められたり, 児童虐待のリスクが高いなど, 支援が必要と認められる家庭に関しては, 要保護児童対策地域協議会の調整機関に情報を提供し, 保健師等による, より専門的な養育支援訪問事業等を行う (図6-5)。

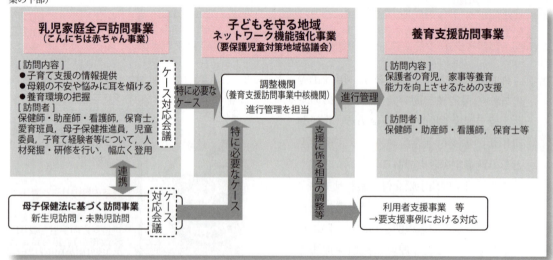

❹ 妊産婦と乳幼児の栄養,「食育」の推進

食育基本法に基づいて保育士や幼稚園教諭の役割として「食育」が認知され, すでに保育の場で展開されている。

第6章　健康及び安全の管理の実施体制　　131

国は食育を妊娠中からスタートさせ，低出生体重児の出生を予防したり，乳幼児が健全に発育することを目指している。また，乳幼児の栄養状態の評価や保健指導に活かすために乳幼児身体発育調査も行っている。

国は，食育について様々な研究を継続している他「授乳・離乳の支援ガイド」，「児童福祉施設における食事の提供ガイド」などを公表している。

❷　健 康 診 査

疾病や異常の早期発見，さらには，疾病を起こすリスクの早期発見をし，保健指導の機会とすることを目的としている。

以下に述べる妊婦健診の受診回数が少ないことや乳幼児健康診査の未受診は，児童虐待のリスク要因となっており，日常の保育を通して受診の確認を行いたい。保育所全体で把握の方法を検討するとよい。

❶　妊婦健康診査

妊婦は母子保健法第13条により，妊娠中は母体と胎児の健康維持のため，市町村が定めた方法で健康診査を受けることができる。近年，出産年齢の上昇により健康診査が重要性を増している。

厚生労働省は妊娠中の望ましい健康診査の回数を定めている。健康診査は「地域子ども・子育て支援事業」として市町村が実施しており，14回程度の妊婦健康診査を公費負担で受けることができるなど，経済的な理由で受診できないことがないように取り組みが行われている（図6−6）。

妊婦健康診査について

> **根　拠**
>
> ○　母子保健法第13条（抄）
> 　市町村は，必要に応じ，妊産婦又は乳児若しくは幼児に対して，健康診査を行い，又は健康診査を受けることを勧奨しなければならない。

> **妊婦が受診することが望ましい健診回数**
>
> ※妊婦に対する健康診査についての望ましい基準（平成27年3月31日厚生労働省告示第226号）
>
> ①　妊娠初期より妊娠23週（第6月末）まで　　　　　　：4週間に1回
> ②　妊娠24週（第7月）より妊娠35週（第9月末）まで：2週間に1回
> ③　妊娠36週（第10月）以降分娩まで　　　　　　　　：1週間に1回
> 　（※これに沿って受診した場合，受診回数は14回程度である。）

> **公費負担の現状**（平成28年4月現在）
>
> ○　公費負担回数は，全ての市区町村で14回以上実施
> ○　里帰り先での妊婦健診の公費負担は，全ての市区町村で実施
> ○　助産所における公費負担は，1,739の市区町村で実施（1,741市区町村中）

❷　乳幼児健診

母子保健法第12条により，市町村においてすべての1歳6か月児・3歳児の健康診査を無料で行っている。ほとんどの市町村で個別通知に

（前頁）
調整機関：
要保護児童対策調整機関のこと。地域協議会が効果的に機能するため，運営の中核となって関係機関の役割分担や連携に関する調整を行う機関が置かれている。
厚生労働省「要保護児童対策地域協議会設置・運営指針」

（前頁）
養育支援訪問事業：
乳児家庭全戸訪問事業などにより把握した，保護者の養育を支援することが特に必要と判断される家庭に対して，保健師・助産師・保育士等が居宅を訪問し，養育に関する相談支援や育児・家事援助などを行う事業
（内閣府「地域子ども・子育て支援事業について」2015年1月）

健康診査の未受診：
側注「児童虐待のリスク要因」（p.129）で述べたように妊婦健診や乳幼児健康診査の未受診は児童虐待のリスクが高いと想定されている。

図6−6
妊婦健康診査

（厚生労働省2019年2月15日 第1回 妊産婦に対する保健・医療体制の在り方に関する検討会 資料2より）

加え，広報等でも受診を促している。

1歳6か月児健康診査の内容は，心身障害の早期発見，むし歯の予防，栄養状態の把握とともに，栄養，心理，育児など保護者への指導も行われている。3歳児健康診査は，身体の発育・精神面や視聴覚障害の早期発見を目的としている。どちらも保健指導と必要時，専門医による精密検査を行っている。

この他にも，母子保健法第13条により，乳児期に市町村で定めた方法で健康診査を受けることができる。生後1か月から1歳未満の間に保健所や保健センター，指定の医療機関で数回行われることが多い。日齢や月齢に応じた成長発達の評価，病気や異常の早期発見，育児の相談，保健指導の機会となっている。保育士や教諭は地域の健康診査について情報を得，適切に受けるよう保護者を指導したい。

❸ 新生児聴覚スクリーニング検査

新生児聴覚検査は，言葉の発達に欠かせない聴覚に問題がないか，おおむね生後1週間以内の眠っている新生児に検査装置を着けて行う。検査に伴う痛みなどはない。現在のところ自己負担分があるため受検しない保護者もいるが，生まれつき難聴がある子どもは1,000人に1〜2人と言われ，保育士が必要性を認識し，新生児期に受けるよう勧めることが今後の普及につながる。

❹ 新生児マス・スクリーニング検査

フェニールケトン尿症など，先天性代謝異常や先天性甲状腺機能低下症など，早期発見治療により，障害を減らすことを目的として，すべての新生児を対象としてマス・スクリーニング検査が行われている。現在は精度の高いタンデムマス法を用いた検査が行われている。保護者には検査の目的をわかりやすく説明し同意を得る必要がある。血液採取を除き，検査は公費負担である。

❸ 療養援護

❶ 低出生体重児の届け出および養育医療

表6－3母子保健法の概要の主な規定5，6のように母子保健法により体重が2,500g未満の乳児が出生した場合の届け出について定められている。

また，養育医療とは，出生体重が2,000g以下の場合や，何らかの異常により医師が入院養育を認めたものについての一部公費負担の施策である。

❷ 結核児童療育医療

児童福祉法により，都道府県は結核にかかっている児童に対し，療養

新生児聴覚検査：
脳波を調べる自動難聴性脳幹反応検査装置（AABR），刺激音に対し内耳が外耳へ放射する微弱な音信号を検査する耳音響放射検査（OAE）
参照：厚生労働省雇用均等・児童家庭局母子保健課長　雇児母発第0129002号 平成19年1月29日［改正経過］平成28年3月29日雇児母発0329第2号

新生児マス・スクリーニング検査：
『子どもの保健』第4章／⓯内分泌，代謝疾患／側注「新生児マス・スクリーニング（p.97）参照』

タンデムマス法：
『子どもの保健』第4章／⓯内分泌，代謝疾患／図4－11（p.98）参照：

とともに学習の援助を行うため，入院させて療育の給付を行う。療育の給付は，医療と，学習及び療養生活に必要な物品の支給である。

❹　医療対策等

妊娠・出産包括支援事業，児童虐待防止医療ネットワーク事業，子どもの心の診療ネットワーク事業などが行われている。

　子どもの心の診療ネットワーク事業は，子どもの心の諸問題，児童虐待や発達障害への適切な医学的対応の求めに対し，母子保健医療対策の一つとして実施されている。事業に従事する医師のスキルアップや災害時の子どもの心の問題への対応に力を入れている

❺　その他の母子に関わる医療費助成制度

❶　B型肝炎母子感染防止対策

　B型肝炎ウイルスを有する妊婦から出生した児のキャリア化を防ぐことを目的とし，すべての妊婦にHBs抗原検査がB型肝炎母子感染防止事業により公費で行われている。また，B型肝炎ウイルスを有する妊婦が出産した乳児に対してはHBs抗原検査が公費で行われ，出生直後，生後1か月，生後6か月に必要なワクチン等が医療保険を適用して接種される。

　また，2016（平成28）年10月からB型肝炎ワクチンが定期予防接種として導入された。

❷　小児慢性特定疾患治療研究事業

　児童福祉法により，小児がん，慢性腎疾患などの小児慢性特定疾患に罹患している児童に対する医療費助成のほか，自立支援，家族への支援などを行っている。18歳未満の児童が対象だが，18歳までに認定を受けた場合は，20歳まで対象となる。

❸　自立支援医療（育成医療）

　障害者総合支援法に基づき，肢体不自由，視覚障害など身体に障害のある児童に対し，手術等の医療により改善が期待できる場合，医療保険の自己負担分の給付が行われる。

妊娠・出産包括支援事業：
厚生労働省「地域における切れ目ない妊娠・出産支援の強化」について

児童虐待防止医療ネットワーク事業：
厚生労働省「児童虐待防止医療ネットワーク事業推進の手引き」について

子どもの心の診療ネットワーク事業：
2017年度は19都道府県で実施している。
（厚生労働統計協会編集・発行『図説　国民衛生の動向 2018/2019』2018, p.115）

B型肝炎キャリア化：
B型肝炎ウイルスを有する妊婦から出生した児が，肝炎を発症せずウイルスを体内に保有すること。将来的にB型肝炎発症や，中には慢性肝炎，肝硬変，肝臓がんへ進行する場合があるが，本事業導入後に生まれた子どもの新たなキャリア発生はほとんど見られていない。

B型肝炎ワクチンの定期接種：
第4章／❷予防接種／表4−1「日本の定期・任意予防接種スケジュール」（p.80-81）参照
なお，B型肝炎ウイルスを有する妊婦が出産した乳児は定期接種の対象とはならず，ワクチン等の接種は文中の時期に行う。

4 家庭・専門機関・地域の関係機関等との連携

子ども・子育て支援新制度:
内閣府・文部科学省・厚生労働省「子ども子育て支援新制度　なるほどBOOK　みんなが子育てしやすい国へ。すくすくジャパン！」平成28年4月改訂版参照。

　2015（平成27）年から**子ども・子育て支援新制度**がスタートしている。両親が就労している家庭への支援だけでなく，地域のすべての子育て家庭への支援を質量ともに支える制度となっている。同時に保育士や幼稚園教諭などは活動の場が拡大している。

　また，保育者は，児童虐待のリスク低減，早期発見，よりスムーズな小学校への適応などにおいて，地域の専門機関や教育機関との連携が必要である。

　なお，これらの連携においては福祉や教育などの知識とともに保健的な知識が必要とされ，活動の際は本書で学んだことを参考にしてほしい。

1 子ども・子育て支援の制度

1 教育・保育の場の拡充

地域型保育:
地域型保育には，①家庭的保育（保育ママ）②小規模保育③事業所内保育④居宅訪問型保育がある

　幼稚園・保育所・認定こども園のほかに，待機児童が特に多い0～2歳児対象の**地域型保育**事業が行われ，教育・保育の場の拡充が図られている。施設利用には認定を受ける必要がある。

2 すべての子育て家庭を対象とした支援

主な母子保健対策と保育:
第6章／③母子保健・地域保健における自治体との連携／①主な母子保健対策と保育（p.127）参照

　地域のニーズに応じた様々な支援を行っている（表6－4）。以下に利用者支援事業，保健的な要素が大きい病児保育の取り組みについて述べる。なお，乳児家庭全戸訪問，養育支援訪問，妊婦健康診査については，第6章**主な母子保健対策と保育**で述べている。

表6－4
子どもの年齢や保護者の就労状況などに応じた様々な支援

（政府広報オンライン 子ども子育て支援新制度とは？平成29年9月12日）

保護者の状況	子どもの年齢		
	0～2歳	3～5歳	小学生
仕事や介護などで子どもを見られない日が多い（家庭以外での保育が必要）	・保育所 ・認定こども園 ・地域型保育（家庭的保育（保育ママ），小規模保育など）	・保育所 ・認定こども園	・放課後児童クラブなど
ふだん家にいて子どもと一緒に過ごす日が多い（家庭での保育が可能）	・一時預かり ・地域子育て支援拠点など	・幼稚園 ・認定こども園 ・一時預かり ・地域子育て支援拠点など	
すべての子育て家庭	・利用者支援 ・乳児家庭全戸訪問 ・ファミリー・サポート・センター ・子育て短期支援（ショートステイ，トワイライトステイ） ・養育支援訪問 など		

❶ 利用者支援事業

地域の子育て家庭や妊産婦の悩みや相談を解決するために，地域子育て支援拠点や行政の窓口等で，利用者支援専門員が必要な制度の紹介を行う（表6－4）。また，この制度は子育て支援関係機関とのネットワーク構築，必要な子育て支援事業や活動の開発を進め，子育てしやすい地域づくりを行う。

❷ 病児保育

病児保育事業は，地域子ども・子育て支援事業として位置づけられており，市町村が地域の実情に応じて実施している。病児保育とは，保育を必要とする乳幼児，あるいは小学生が病気などで通常の保育，あるいは家庭での保育ができない場合，保育所，認定こども園，病院，診療所などの専用施設，あるいは自宅で一時的に保育することをいう。

保護者が安心して子育てができる環境を整備することをねらいとしているが，児童の福祉向上が常に図られなければならない。病児保育事業は，①病児対応型，②病後児対応型，③体調不良児対応型，④非施設型（訪問型）⑤送迎対応に類型されており，それぞれの人員や施設の実施要件が決められている。

厚生労働省は，病児保育事業の実施に当たり，留意事項として，医療機関との連携，感染予防対策，事故の対応が欠かせないことを通知している。子どもの病気の特徴として急変しやすいことも挙げられるので，嘱託医，併設医療機関医師，かかりつけ医，その他の医療機関との連携が欠かせない。

利用者支援専門員：
資格要件
http://www8.cao.go.jp/shoushi/shinseido/law/kodomo3houan/pdf/h270717/t1-1.pdf

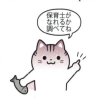

病児保育事業：
参照：保育事業の実施について」の一部改正について
（子発0730第5号，30年7月30日，生労働省子ども家庭局長）

2 専門機関・地域との連携

❶ 児童虐待防止のための連携

❶ 児童虐待の現状

「児童虐待の防止等に関する法律」（児童虐待防止法）「児童福祉法」及び「民法」の改正により法の整備が図られてきた。

この背景には児童虐待に関する相談件数の一貫した増加，心中も含めた児童虐待による死亡が毎年80人前後と多く推移していることがある（図6－7）。

図6－7
児童虐待による死亡事例における児童数の推移

（「児童虐待防止対策の今後の取組みについて」2015年7月22日（水）厚生労働省雇用均等・児童家庭局総務課虐待防止対策室 p.6）

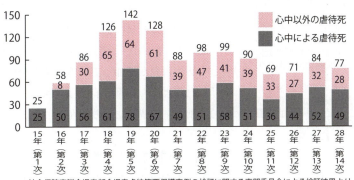

❷ 児童虐待の発生予防

虐待に至る前に，気になるレベルで適切な支援を行い，育児の孤立化や育児不安の防止が重要である。特に妊娠期から子育て期の切れ目ない支援が予防につながると考えられ，前述した妊婦健康診査，子育て支援事業として乳児家庭全戸訪問事業（こんにちは赤ちゃん事業），養育支援訪問事業，子育て中の親子の交流を図る地域子育て支援拠点事業などの取り組みが重要視されている。

❸ 児童虐待の早期発見・早期対応

医療・保健・教育・福祉などに携わる者は「児童虐待の防止等に関する法律」第5条により児童虐待の早期発見に努めなければならない。また，児童虐待を受けたと思われる乳幼児を発見した場合，専門職だけでなく一般の人も同様に，速やかに市町村あるいは，児童相談所に通告する義務がある（同法第6条）。この通告は保育士等の守秘義務違反にはあたらない。

市町村には，医療・保健・福祉・教育等の関係機関のネットワークである要保護児童対策地域協議会（子どもを守る地域ネットワーク）が設置され，調整機関を設けて要保護児童等に関する支援の管理や児童相談所，関係機関等の連絡調整を行っている（図1−5）。

近年，問題となっている居住実態が把握できない児童や家庭についても要保護児童対策地域協議会におけるフォロー体制の整備が要請されている。

❷ 障害等のある子どもに関する連携

障害や発達上の問題が考えられる場合，児童相談所，保健所が相談の窓口となる。

障害児への支援は児童福祉法において市町村による障害児通所支援と都道府県による障害児入所支援がある。通所支援においては，保育所等の施設に通う児童に対し，専門スタッフの訪問による支援が行われる場合もあり（保育所等訪問支援），保育者との連携が重要になってくる。

また，近年，人工呼吸器の使用に伴うたんの吸引などの医療的なケアを必要とする障害児が増加している。障害を持ちながらもよりよい保育や教育が受けられるよう，各都道府県は，保健，医療，障害福祉，保育，教育の各機関の連携体制の構築に取り組んでいる。

❸ 小学校との連携

近年，小学校に入学したばかりの1年生で，集団行動がとれない，授業中座っていられない，話を聞かないなどの状態が数か月継続する問題が「小1プロブレム」と定義され，保育所，幼稚園等と小学校双方が取り組みを始め

（前頁）
「民法」の改正：
期限を定めずに親権を奪う従来の「親権喪失」と異なり，最長2年の期限付きで一時的に親が親権を行使できないよう制限する「親権停止」の制度が加えられた。子どもの心身の安全を守り，その間に虐待した親や家庭環境を改善し，親子の再統合を図ることがねらいである。
（あなたの暮らしをわかりやすく　政府広報オンライン）

児童相談所に通告：
児童相談所は都道府県管轄。児童虐待を受けたと思われる児童の相談や通告は，全国共通ダイヤル「189（イチハヤク）」である。固定電話からでも携帯電話，スマートフォンからでもかけられる。ガイダンスが流れるのでそれに従う。

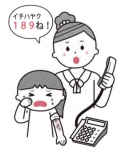

要保護児童対策地域協議会の設置状況：
2017年度は99.7％の市町村が設置している。専門資格を有する者の配置状況も漸増している。（「要保護児童対策地域協議会の設置状況」厚生労働省）
『子どもの保健』第1章／❹地域における保健活動と子ども虐待防止／❹児童虐待の対策／図1−4（p.17）参照

小1プロブレム：
幼児期の教育と小学校教育の円滑な接続の在り方に関する調査研究協力者会議（第1回）配付資料3

第6章　健康及び安全の管理の実施体制

た。この問題の一因として家庭でのしつけの問題や児童の自己抑制の低下などが推測されているが，保育所・幼稚園等には，集団における基本的生活習慣の育成がいっそう求められている[1]。

　小学校就学前の小学校訪問など小学生と交流する機会を設け，子どもたちが小学校生活をイメージしやすいようにすることも重要である。保健からのアプローチだけでは解決しない問題であり，小学校との連携協力や研究が不可欠である。

　保育所保育指針では保育所から小学校までを通じて子どもの育ちを支えていくため，すべての保育所入所児童について，保育所から就学先となる小学校へ保育所児童保育要録を送付することとした（図6－8）。要録の「保育の過程と子どもの育ちに関する事項」の欄の（特に配慮すべき事項）には，健康上，特に留意する事項を記入できるようになっている。保護者には通知に関して懇談会などで知らせる必要がある。

　同様に幼稚園や認定こども園からは，幼児の学籍並びに指導の過程及びその結果の要約を記録し，その後の指導や外部に対する証明等に役立たせるため，それぞれ幼稚園幼児指導要録，幼保連携型認定こども園園児指導要録などが小学校に送付される。

　これら要録は，子どもの最善の利益のための書類として記入し，個人情報保護には十分な注意を払う必要がある。

幼保連携型認定こども園園児指導要録：
上記以外の認定こども園のうち，幼稚園型認定こども園は幼稚園幼児指導要録，保育所型認定こども園の場合は保育所児童保育要録を作成することができる。
参照：「幼保連携型認定こども園園児指導要録の改善及び認定こども園こども要録の作成等 に関する留意事項等について（通知）」府子本第315号，29初幼教第17号，子保発0330　第3号 平成30年3月30日

放課後児童クラブ：
正式名称は放課後児童健全育成事業で，児童福祉法第6条3第2項による。保護者が昼間家庭にいない小学生が，放課後に小学校の余裕教室，児童館などで過ごすことができるようにしている取組み
「子ども子育て支援新制度　なるほどBOOK　みんなが子育てしやすい国へ。すくすくジャパン！」平成28年4月改訂版参照

> 入学式
> 　　　　吽野　望美
>
> 妹が小学校に入って来る
> そのすがたを思うと
> むねがどきっとする
> 妹はさくらがさく中
> ランドセルをせおって
> 毎日歩くだろう
> 小学1年生
> がんばれ！

新一年生を見守る
お姉さんのおおらかな
愛をかんじますね！

（読売新聞　2016年5月17日掲載「子どもの詩」）

保育所児童保育要録（保育に関する記録）

(様式の参考例)

本資料は，就学に際して保育所と小学校（義務教育学校の前期課程及び特別支援学校の小学部を含む。）が子どもに関する情報を共有し，子どもの育ちを支えるための資料である。

ふりがな		保育の過程と子どもの育ちに関する事項	最終年度に至るまでの育ちに関する事項
氏　名		(最終年度の重点)	
生年月日	年　　月　　日		
性　別		(個人の重点)	
ねらい（発達を捉える視点）			
健康	明るく伸び伸びと行動し，充実感を味わう。	(保育の展開と子どもの育ち)	
	自分の体を十分に動かし，進んで運動しようとする。		
	健康，安全な生活に必要な習慣や態度を身に付け，見通しをもって行動する。		
人間関係	保育所の生活を楽しみ，自分の力で行動することの充実感を味わう。		
	身近な人と親しみ，関わりを深め，工夫したり，協力したりして一緒に活動する楽しさを味わい，愛情や信頼感を持つ。		
	社会生活における望ましい習慣や態度を身に付ける。		
環境	身近な環境に親しみ，自然と触れ合う中で様々な事象に興味や関心をもつ。		**幼児期の終わりまでに育ってほしい姿**　※各項目の内容等については，別紙に示す「幼児期の終わりまでに育ってほしい姿について」を参照すること。
	身近な環境に自分から関わり，発見を楽しんだり，考えたりし，それを生活に取り入れようとする。		
	身近な事象を見たり，考えたり，扱ったりする中で，物の性質や数量，文字などに対する感覚を豊かにする。		健康な心と体
言葉	自分の気持ちを言葉で表現する楽しさを味わう。		自立心
	人の言葉や話などをよく聞き，自分の経験したことや考えたことを話し，伝え合う喜びを味わう。		協同性
	日常生活に必要な言葉が分かるようになるとともに，絵本や物語などに親しみ，言葉に対する感覚を豊かにし，保育士等や友達と心を通わせる。		道徳性・規範意識の芽生え
			社会生活との関わり
表現	いろいろなものの美しさなどに対する豊かな感性をもつ。		思考力の芽生え
			自然との関わり・生命尊重
	感じたことや考えたことを自分なりに表現して楽しむ。	(特に配慮すべき事項)	数量や図形，標識や文字などへの関心・感覚
			言葉による伝え合い
	生活の中でイメージを豊かにし，さまざまな表現を楽しむ。		豊かな感性と表現

保育所における保育は，養護及び教育を一体的に行うことをその特性とするものであり，保育所における保育全体を通じて，養護に関するねらい及び内容を踏まえた保育が展開されることを念頭に置き，次の各事項を記入すること。
○保育の過程と子どもの育ちに関する事項
※最終年度の重点：年度当初に，全体的な計画に基づき長期の見通しとして設定したものを記入すること。
※個人の重点：1年間を振り返って，子どもの指導について特に重視してきた点を記入すること。
※保育の展開と子どもの育ち：最終年度の1年間の保育における指導の過程と子どもの発達の姿（保育所保育指針第2章「保育の内容」に示された各領域のねらいを視点として，子どもの発達の実情から向上が著しいと思われるもの）を，保育所の生活を通して全体的，総合的に捉えて記入すること。その際，他の子どもとの比較や一定の基準に対する達成度についての評定によって捉えるものではないことに留意すること。あわせて，就学後の指導に必要と考えられる配慮事項等について記入すること。別紙を参照し，「幼児期の終わりまでに育ってほしい姿」を活用して子どもに育まれている資質・能力を捉え，指導の過程と育ちつつある姿を分かりやすく記入するように留意すること。
※特に配慮すべき事項：子どもの健康の状況等，就学後の指導において配慮が必要なこととして，特記すべき事項がある場合に記入すること。
○最終年度に至るまでの育ちに関する事項
　子どもの入所時から最終年度に至るまでの育ちに関し，最終年度における保育の過程と子どもの育ちの姿を理解する上で，特に重要と考えられることを記入すること。

図6-8　保育所児童保育要録

やってみよう

❶ 保健だよりを作ってみよう

保育での保健活動では，保護者への保健衛生情報の提供も重要です。

保育施設と家庭が共通の理解のもとに保健活動が行えるように保健だよりを発行して伝えます。

グループで取り組むなどして，意見やアイデアをたくさん集めてみましょう。

●作成のポイント
① 紙面のサイズは決めましたか？（A4・B4・A3 など）
② 保護者と共通理解が必要な事は何ですか？
③ 見やすく解りやすくできましたか？

●キーワード
① 感染予防（手あらい・エチケットマスクなど）
② 季節で流行する感染症（インフルエンザ・食中毒など）
③ 口腔衛生　健康診断

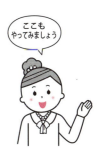

ここも
やってみましょう

❷ 病児保育事業の各事業類型における事業内容，対象児童，実施要件を表にしてみよう。

●参考：保育事業の実施について」の一部改正について

（子発 0730 第 5 号　30 年 7 月 30 日，生労働省子ども家庭局長）

（https://www8.cao.go.jp/shoushi/shinseido/law/kodomo3houan/pdf/h300813/byoujijigyo.pdf）

●参考文献・図書●
①文部科学省　幼児期の教育と小学校教育の接続について
http://www.mext.go.jp/b_menu/shingi/chousa/shotou/070/gijigaiyou/__icsFiles/afieldfile/2010/06/11/1293215_3.pdf（2016/8/11）

（中根淳子）（佐藤直子）

140

子どもの権利条約 （政府訳より要約）

（1989 11.20　国連第 44 回総会採択　1990.9.2 発効）

第1条　児童とは，18歳未満のすべての者をいう。ただし，適用される法律により早く成年に達したものを除く。

第2条　児童は，いかなる差別もなしに，この条約に定める権利を尊重する。

第3条　児童に関するすべての措置をとるに当っては，児童の最善の利益が考慮される。

第4条　締約国は，この条約に認められる権利実現のため，最大限の範囲内で措置を講ずる。

第5条　親または法廷保護者の児童に，指導の責任，権利，義務を尊重する。

第6条　児童の生存と発達を最大限に確保する。

第7条　児童は，出生の時から氏名と国籍を取得する権利を有する。

第8条　児童の身元確認事項を保持する権利を尊重する。

第9条　児童は，その意志に反して，父母から分離されないことを確保する。

第10条　父母と異なる国に居住する児童は，再統合を目的とする出入国，定期的接触を維持する権利を有する。

第11条　児童が不法に国外へ移送されることを防止し及び国外から帰還することができない事態を除去する。

第12条　児童は，自由に自己の意志を表明する権利を確保する。

第13条　児童は，表現の自由についての権利を有する。

第14条　締約国は，思想，良心及び宗教の自由について児童の権利を尊重する。

第15条　結社の自由及び平和的な集会の自由についての児童の権利を認める。

第16条　児童の私生活，家族，住居，通信に対し，不法に干渉されない。

第17条　締約国は，国の内外からの多様な情報及び資料を利用する権利を有する。

第18条　児童の養育及び発達について父母が共同の責任を有するという原則についての認識を確保する。

第19条　締約国は，あらゆる虐待から児童を保護する立法上，行政上，社会上，教育上の措置をとる。

第20条　家庭環境を奪われた児童は，国が与える特別の保護及び援助を受ける権利を有する。

第21条　養子縁組みの制度を認める締約国は，児童の最善の利益について，最大の考慮が払われることを確保する。

第22条　難民の児童は，適当な保護及び人道的援助を受ける。

第23条　精神的または身体的な障害を有する児童は，その尊厳を確保する。

第24条　締約国は，到達可能な最高水準の健康を享受すること並びに病気の治療及び健康の回復のための児童の権利を認める。

第25条　身体または精神の養護，保護または治療の目的として収容された児童の権利を認める。

第26条　社会保障からの給付を受ける権利を認める。

第27条　身体的，精神的，道徳的及び社会的な発達のための相当な生活水準についての権利を認める。

第28条　教育についての児童の権利を認める。

第29条　児童の教育は，人格，才能並びに精神的及び身体的な能力を可能な最大限度まで発達させることを指向する。

第30条　小数民族や原住民である児童は，その集団の他の構成員とともに，自己の文化を享受し，宗教を信仰し，自己の言語を使用する権利を認める。

第31条　休息，余暇についての児童の権利を認める。

第32条　児童は，経済的な搾取から保護され，教育，健康，道徳，社会的な発達に有害となる労働から保護される。

第33条　麻薬及び向精神薬の不正な使用から保護される。

第34条　あらゆる形態の性的搾取及び性的虐待から児童を保護する。

第35条　あらゆる形態の児童の誘拐，売買，又は取引を防止する。

第36条　児童の福祉を害するすべての形態の搾取から保護される。

第37条　いかなる児童も拷問または他の残虐な非人道的な取扱いや刑罰を受けない，また不法に自由を奪われない。

第38条　15歳未満の者は，敵対行為に直接参加しないことを確保する。

第39条　あらゆる形態の搾取もしくは虐待，拷問もしくは他のあらゆる形態の非人道的な取扱い，または武力紛争による被害より回復及び復帰を促進するための適当な措置をとる。

第40条　刑法を犯したと訴追され，または認定された児童は，年齢を考慮し，社会において建設的な役割を担うことが促進されることを配慮する。

第41条　この条約のいかなる規定も，締約国の法律，国際法に含まれる。

第42条　締約国は，この条約の原則及び規定を，成人及び児童のいずれにも広く知らせる。

●第43条〜第54条は，条約の手続きに関することであるので，省略する。

保育所保育指針（抄）

平成 29 年 3 月 31 日　厚生労働省告示第 117 号

第1章　総　　則

　この指針は，児童福祉施設の設備及び運営に関する基準（昭和23年厚生省令第63号。以下「設備運営基準」という。）第35条の規定に基づき，保育所における保育の内容に関する事項及びこれに関連する運営に関する事項を定めるものである。各保育所は，この指針において規定される保育の内容に係る基本原則に関する事項等を踏まえ，各保育所の実情に応じて創意工夫を図り，保育所の機能及び質の向上に努めなければならない。

1　保育所保育に関する基本原則

(1)保育所の役割

　ア保育所は，児童福祉法（昭和22年法律第164号）第39条の規定に基づき，保育を必要とする子どもの保育を行い，その健全な心身の発達を図ることを目的とする児童福祉施設であり，入所する子どもの最善の利益を考慮し，その福祉を積極的に増進することに最もふさわしい生活の場でなければならない。

　イ保育所は，その目的を達成するために，保育に関する専門性を有する職員が，家庭との緊密な連携の下に，子どもの状況や発達過程を踏まえ，保育所における環境を通して，養護及び教育を一体的に行うことを特性としている。

　ウ保育所は，入所する子どもを保育するとともに，家庭や地域の様々な社会資源との連携を図りながら，入所する子どもの保護者に対する支援及び地域の子育て家庭に対する支援等を行う役割を担うものである。

　エ保育所における保育士は，児童福祉法第18条の4の規定を踏まえ，保育所の役割及び機能が適切に発揮されるように，倫理観に裏付けられた専門的知識，技術及び判断をもって，子どもを保育するとともに，子どもの保護者に対する保育に関する指導を行うものであり，その職責を遂行するための専門性の向上に絶えず努めなければならない。

(2)保育の目標

　ア保育所は，子どもが生涯にわたる人間形成にとって極めて重要な時期に，その生活時間の大半を過ごす場である。このため，保育所の保育は，子どもが現在を最も良く生き，望ましい未来をつくり出す力の基礎を培うために，次の目標を目指して行わなければならない。

　　(ｱ)十分に養護の行き届いた環境の下に，くつろいだ雰囲気の中で子どもの様々な欲求を満たし，生命の保持及び情緒の安定を図ること。

　　(ｲ)健康，安全など生活に必要な基本的な習慣や態度を養い，心身の健康の基礎を培うこと。

　　(ｳ)人との関わりの中で，人に対する愛情と信頼感，そして人権を大切にする心を育てるとともに，自主，自立及び協調の態度を養い，道徳性の芽生えを培うこと。

　　(ｴ)生命，自然及び社会の事象についての興味や関心を育て，それらに対する豊かな心情や思考力の芽生えを培うこと。

　　(ｵ)生活の中で，言葉への興味や関心を育て，話したり，聞いたり，相手の話を理解しようとするなど，言葉の豊かさを養うこと。

　　(ｶ)様々な体験を通して，豊かな感性や表現力を育み，創造性の芽生えを培うこと。

　イ保育所は，入所する子どもの保護者に対し，その意向を受け止め，子どもと保護者の安定した関係に配慮し，保育所の特性や保育士等の専門性を生かして，その援助に当たらなければならない。

(3)保育の方法

　保育の目標を達成するために，保育士等は，次の事項に留意して保育しなければならない。

　ア一人一人の子どもの状況や家庭及び地域社会での生活の実態を把握するとともに，子どもが安心感と信頼感をもって活動できるよう，子どもの主体としての思いや願いを受け止めること。

　イ子どもの生活のリズムを大切にし，健康，安全で情緒の安定した生活ができる環境や，自己を十分に発揮できる環境を整えること。

　ウ子どもの発達について理解し，一人一人の発達過程に応じて保育すること。その際，子どもの個人差に十分配慮すること。

　エ子ども相互の関係づくりや互いに尊重する心を大切にし，集団における活動を効果あるものにするよう援助すること。

　オ子どもが自発的・意欲的に関われるような環境を構成し，子どもの主体的な活動や子ども相互の関わりを大切にすること。特に，乳幼児期にふさわしい体験が得られるように，生活や遊びを通して総合的に保育すること。

　カ一人一人の保護者の状況やその意向を理解，受容し，それぞれの親子関係や家庭生活等に配慮しながら，

様々な機会をとらえ，適切に援助すること。
(中略)
(5)保育所の社会的責任
　ア保育所は，子どもの人権に十分配慮するとともに，子ども一人一人の人格を尊重して保育を行わなければならない。
　イ保育所は，地域社会との交流や連携を図り，保護者や地域社会に，当該保育所が行う保育の内容を適切に説明するよう努めなければならない。
　ウ保育所は，入所する子ども等の個人情報を適切に取り扱うとともに，保護者の苦情などに対し，その解決を図るよう努めなければならない。
(中略)

第3章　健康及び安全

　保育所保育において，子どもの健康及び安全の確保は，子どもの生命の保持と健やかな生活の基本であり，一人一人の子どもの健康の保持及び増進並びに安全の確保とともに，保育所全体における健康及び安全の確保に努めることが重要となる。

　また，子どもが，自らの体や健康に関心をもち，心身の機能を高めていくことが大切である。

　このため，第1章及び第2章等の関連する事項に留意し，次に示す事項を踏まえ，保育を行うこととする。

1　子どもの健康支援

(1)子どもの健康状態並びに発育及び発達状態の把握
　ア子どもの心身の状態に応じて保育するために，子どもの健康状態並びに発育及び発達状態について,定期的・継続的に，また，必要に応じて随時，把握すること。
　イ保護者からの情報とともに，登所時及び保育中を通じて子どもの状態を観察し，何らかの疾病が疑われる状態や傷害が認められた場合には，保護者に連絡するとともに，嘱託医と相談するなど適切な対応を図ること。看護師等が配置されている場合には，その専門性を生かした対応を図ること。
　ウ子どもの心身の状態等を観察し，不適切な養育の兆候が見られる場合には，市町村や関係機関と連携し，児童福祉法第25条に基づき，適切な対応を図ること。また，虐待が疑われる場合には，速やかに市町村又は児童相談所に通告し，適切な対応を図ること。

(2)健康増進
　ア子どもの健康に関する保健計画を全体的な計画に基づいて作成し，全職員がそのねらいや内容を踏まえ，一人一人の子どもの健康の保持及び増進に努めていくこと。
　イ子どもの心身の健康状態や疾病等の把握のために，嘱託医等により定期的に健康診断を行い，その結果を記録し，保育に活用するとともに，保護者が子どもの状態を理解し，日常生活に活用できるようにすること。

(3)疾病等への対応
　ア保育中に体調不良や傷害が発生した場合には，その子どもの状態等に応じて，保護者に連絡するとともに，適宜，嘱託医や子どものかかりつけ医等と相談し，適切な処置を行うこと。看護師等が配置されている場合には，その専門性を生かした対応を図ること。
　イ感染症やその他の疾病の発生予防に努め，その発生や疑いがある場合には，必要に応じて嘱託医，市町村，保健所等に連絡し，その指示に従うとともに，保護者や全職員に連絡し，予防等について協力を求めること。また，感染症に関する保育所の対応方法等について，あらかじめ関係機関の協力を得ておくこと。看護師等が配置されている場合には，その専門性を生かした対応を図ること。
　ウアレルギー疾患を有する子どもの保育については，保護者と連携し，医師の診断及び指示に基づき，適切な対応を行うこと。また，食物アレルギーに関して，関係機関と連携して，当該保育所の体制構築など，安全な環境の整備を行うこと。看護師や栄養士等が配置されている場合には，その専門性を生かした対応を図ること。
　エ子どもの疾病等の事態に備え，医務室等の環境を整え，救急用の薬品，材料等を適切な管理の下に常備し，全職員が対応できるようにしておくこと。

2　食育の推進

(1)保育所の特性を生かした食育
　ア保育所における食育は,健康な生活の基本としての「食を営む力」の育成に向け，その基礎を培うことを目標とすること。
　イ子どもが生活と遊びの中で，意欲をもって食に関わる体験を積み重ね，食べることを楽しみ，食事を楽しみ合う子どもに成長していくことを期待するものであること。
　ウ乳幼児期にふさわしい食生活が展開され，適切な援助が行われるよう，食事の提供を含む食育計画を全体的な計画に基づいて作成し，その評価及び改善に努めること。栄養士が配置されている場合は，専門性を生かした対応を図ること。

(2)食育の環境の整備等
　ア子どもが自らの感覚や体験を通して，自然の恵みとしての食材や食の循環・環境への意識，調理する人への感謝の気持ちが育つように，子どもと調理員等との関わりや，調理室など食に関わる保育環境に配慮すること。
　イ保護者や地域の多様な関係者との連携及び協働の下で，食に関する取組が進められること。また，市町村

の支援の下に，地域の関係機関等との日常的な連携を図り，必要な協力が得られるよう努めること。

ウ体調不良，食物アレルギー，障害のある子どもなど，一人一人の子どもの心身の状態等に応じ，嘱託医，かかりつけ医等の指示や協力の下に適切に対応すること。栄養士が配置されている場合は，専門性を生かした対応を図ること。

3　環境及び衛生管理並びに安全管理

(1)環境及び衛生管理

ア施設の温度，湿度，換気，採光，音などの環境を常に適切な状態に保持するとともに，施設内外の設備及び用具等の衛生管理に努めること。

イ施設内外の適切な環境の維持に努めるとともに，子ども及び全職員が清潔を保つようにすること。また，職員は衛生知識の向上に努めること。

(2)事故防止及び安全対策

ア保育中の事故防止のために，子どもの心身の状態等を踏まえつつ，施設内外の安全点検に努め，安全対策のために全職員の共通理解や体制づくりを図るとともに，家庭や地域の関係機関の協力の下に安全指導を行うこと。

イ事故防止の取組を行う際には，特に，睡眠中，プール活動・水遊び中，食事中等の場面では重大事故が発生しやすいことを踏まえ，子どもの主体的な活動を大切にしつつ，施設内外の環境の配慮や指導の工夫を行うなど，必要な対策を講じること。

ウ保育中の事故の発生に備え，施設内外の危険箇所の点検や訓練を実施するとともに，外部からの不審者等の侵入防止のための措置や訓練など不測の事態に備えて必要な対応を行うこと。また，子どもの精神保健面における対応に留意すること。

4　災害への備え

(1)施設・設備等の安全確保

ア防火設備，避難経路等の安全性が確保されるよう，定期的にこれらの安全点検を行うこと。

イ備品，遊具等の配置，保管を適切に行い，日頃から，安全環境の整備に努めること。

(2)災害発生時の対応体制及び避難への備え

ア火災や地震などの災害の発生に備え，緊急時の対応の具体的内容及び手順，職員の役割分担，避難訓練計画等に関するマニュアルを作成すること。

イ定期的に避難訓練を実施するなど，必要な対応を図ること。

ウ災害の発生時に，保護者等への連絡及び子どもの引渡しを円滑に行うため，日頃から保護者との密接な連携に努め，連絡体制や引渡し方法等について確認をしておくこと。

(3)地域の関係機関等との連携

ア市町村の支援の下に，地域の関係機関との日常的な連携を図り，必要な協力が得られるよう努めること。

イ避難訓練については，地域の関係機関や保護者との連携の下に行うなど工夫すること。

児童福祉施設の設備及び運営に関する基準（抄）

昭和 23 年 12 月 29 日　厚生省令第 63 号
最終改正：平成 29 年 3 月 31 日　厚生労働省令第 38 号

第1章　総　　則

（最低基準の目的）

第2条　法第 45 条第 1 項の規定により都道府県が条例で定める基準（以下「最低基準」という。）は，都道府県知事の監督に属する児童福祉施設に入所している者が，明るくて，衛生的な環境において，素養があり，かつ，適切な訓練を受けた職員の指導により，心身ともに健やかにして，社会に適応するように育成されることを保障するものとする。

（最低基準の向上）

第3条　都道府県知事は，その管理に属する法第 8 条第 2 項に規定する都道府県児童福祉審議会（社会福祉法（昭和 26 年法律第 45 号）第 12 条第 1 項の規定により同法第 7 条第 1 項に規定する地方社会福祉審議会（以下

この項において「地方社会福祉審議会」という。）に児童福祉に関する事項を調査審議させる都道府県にあつては，地方社会福祉審議会）の意見を聴き，その監督に属する児童福祉施設に対し，最低基準を超えて，その設備及び運営を向上させるように勧告することができる。

2　都道府県は，最低基準を常に向上させるように努めるものとする。

（最低基準と児童福祉施設）

第4条　児童福祉施設は，最低基準を超えて，常に，その設備及び運営を向上させなければならない。

2　最低基準を超えて，設備を有し，又は運営をしている児童福祉施設においては，最低基準を理由として，その設備又は運営を低下させてはならない。

（児童福祉施設の一般原則）

第5条　児童福祉施設は，入所している者の人権に十分配

慮するとともに，一人一人の人格を尊重して，その運営を行わなければならない。

2　児童福祉施設は，地域社会との交流及び連携を図り，児童の保護者及び地域社会に対し，当該児童福祉施設の運営の内容を適切に説明するよう努めなければならない。

3　児童福祉施設は，その運営の内容について，自ら評価を行い，その結果を公表するよう努めなければならない。

4　児童福祉施設には，法に定めるそれぞれの施設の目的を達成するために必要な設備を設けなければならない。

5　児童福祉施設の構造設備は，採光，換気等入所している者の保健衛生及びこれらの者に対する危害防止に十分な考慮を払つて設けられなければならない。

（児童福祉施設と非常災害）

第6条　児童福祉施設においては，軽便消火器等の消火用具，非常口その他非常災害に必要な設備を設けるとともに，非常災害に対する具体的計画を立て，これに対する不断の注意と訓練をするように努めなければならない。

2　前項の訓練のうち，避難及び消火に対する訓練は，少なくとも毎月一回，これを行わなければならない。

（中略）

（衛生管理等）

第10条　児童福祉施設に入所している者の使用する設備，食器等又は飲用に供する水については，衛生的な管理に努め，又は衛生上必要な措置を講じなければならない。

2　児童福祉施設は，当該児童福祉施設において感染症又は食中毒が発生し，又はまん延しないように必要な措置を講ずるよう努めなければならない。

3　児童福祉施設（助産施設，保育所及び児童厚生施設を除く。）においては，入所している者の希望等を勘案し，清潔を維持することができるよう適切に，入所している者を入浴させ，又は清拭しなければならない。

4　児童福祉施設には，必要な医薬品その他の医療品を備えるとともに，それらの管理を適正に行わなければならない。

（食事）

第11条　児童福祉施設（助産施設を除く。以下この項において同じ。）において，入所している者に食事を提供するときは，当該児童福祉施設内で調理する方法（第8条の規定により，当該児童福祉施設の調理室を兼ねている他の社会福祉施設の調理室において調理する方法を含む。）により行わなければならない。

2　児童福祉施設において，入所している者に食事を提供するときは，その献立は，できる限り，変化に富み，入所している者の健全な発育に必要な栄養量を含有するものでなければならない。

3　食事は，前項の規定によるほか，食品の種類及び調理方法について栄養並びに入所している者の身体的状況

及び嗜好を考慮したものでなければならない。

4　調理は，あらかじめ作成された献立に従つて行わなければならない。ただし，少数の児童を対象として家庭的な環境の下で調理するときは，この限りでない。

5　児童福祉施設は，児童の健康な生活の基本としての食を営む力の育成に努めなければならない。

（入所した者及び職員の健康診断）

第12条　児童福祉施設（児童厚生施設及び児童家庭支援センターを除く。第四項を除き，以下この条において同じ。）の長は，入所した者に対し，入所時の健康診断，少なくとも1年に2回の定期健康診断及び臨時の健康診断を，学校保健安全法（昭和33年法律第56号）に規定する健康診断に準じて行わなければならない。

2　児童福祉施設の長は，前項の規定にかかわらず，次の表の上欄に掲げる健康診断が行われた場合であつて，当該健康診断がそれぞれ同表の下欄に掲げる健康診断の全部又は一部に相当すると認められるときは，同欄に掲げる健康診断の全部又は一部を行わないことができる。この場合において，児童福祉施設の長は，それぞれ同表の上欄に掲げる健康診断の結果を把握しなければならない。

3　第1項の健康診断をした医師は，その結果必要な事項を母子健康手帳又は入所した者の健康を記録する表に記入するとともに，必要に応じ入所の措置又は助産の実施，母子保護の実施若しくは保育の提供若しくは法第24条第5項若しくは第6項の規定による措置を解除又は停止する等必要な手続をとることを，児童福祉施設の長に勧告しなければならない。

4　児童福祉施設の職員の健康診断に当たつては，特に入所している者の食事を調理する者につき，綿密な注意を払わなければならない。

（児童福祉施設内部の規程）

第13条　児童福祉施設（保育所を除く。）においては，次に掲げる事項のうち必要な事項につき規程を設けなければならない。

一　入所する者の援助に関する事項

二　その他施設の管理についての重要事項

2　保育所は，次の各号に掲げる施設の運営についての重要事項に関する規程を定めておかなければならない。

一　施設の目的及び運営の方針

二　提供する保育の内容

三　職員の職種，員数及び職務の内容

四　保育の提供を行う日及び時間並びに提供を行わない日

五　保護者から受領する費用の種類，支払を求める理由及びその額

六　乳児，満三歳に満たない幼児及び満三歳以上の幼児の区分ごとの利用定員

七　保育所の利用の開始，終了に関する事項及び利用に

当たっての留意事項

八　緊急時等における対応方法

九　非常災害対策

十　虐待の防止のための措置に関する事項

十一　保育所の運営に関する重要事項

（中略）

第3章　乳　児　院

（設備の基準）

第19条　乳児院（乳児又は幼児（以下「乳幼児」という。）10人未満を入所させる乳児院を除く。）の設備の基準は，次のとおりとする。

一　寝室，観察室，診察室，病室，ほふく室，相談室，調理室，浴室及び便所を設けること。

二　寝室の面積は，乳幼児1人につき2.47平方メートル以上であること。

三　観察室の面積は，乳児1人につき1.65平方メートル以上であること。

第20条　乳幼児10人未満を入所させる乳児院の設備の基準は，次のとおりとする。

一　乳幼児の養育のための専用の室及び相談室を設けること。

二　乳幼児の養育のための専用の室の面積は，1室につき9.91平方メートル以上とし，乳幼児1人につき2.47平方メートル以上であること。

（職　員）

第21条　乳児院（乳幼児10人未満を入所させる乳児院を除く。）には，小児科の診療に相当の経験を有する医師又は嘱託医，看護師，個別対応職員，家庭支援専門相談員，栄養士及び調理員を置かなければならない。ただし，調理業務の全部を委託する施設にあつては調理員を置かないことができる。

2　家庭支援専門相談員は，社会福祉士若しくは精神保健福祉士の資格を有する者，乳児院において乳幼児の養育に5年以上従事した者又は法第13条第3項各号のいずれかに該当する者でなければならない。

3　心理療法を行う必要があると認められる乳幼児又はその保護者10人以上に心理療法を行う場合には，心理療法担当職員を置かなければならない。

4　心理療法担当職員は，学校教育法（昭和22年法律第26号）の規定による大学の学部で，心理学を専修する学科若しくはこれに相当する課程を修めて卒業した者であつて，個人及び集団心理療法の技術を有するもの又はこれと同等以上の能力を有すると認められる者でなければならない。

5　看護師の数は，乳児及び満2歳に満たない幼児おおむね1.6人につき1人以上，満2歳以上満3歳に満たな

い幼児おおむね2人につき1人以上，満3歳以上の幼児おおむね4人につき1人以上（これらの合計数が7人未満であるときは，7人以上）とする。

6　看護師は，保育士（国家戦略特別区域法（平成25年法律第107号。以下「特区法」という。）第12条の4第5項に規定する事業実施区域内にある乳児院にあつては，保育士又は当該事業実施区域に係る国家戦略特別区域限定保育士。次項及び次条第2項において同じ。）又は児童指導員（児童の生活指導を行う者をいう。以下同じ。）をもつてこれに代えることができる。ただし，乳幼児10人の乳児院には2人以上，乳幼児が10人を超える場合は，おおむね10人増すごとに1人以上看護師を置かなければならない。

7　前項に規定する保育士のほか，乳幼児20人以下を入所させる施設には，保育士を1人以上置かなければならない。

第22条　乳幼児10人未満を入所させる乳児院には，嘱託医，看護師，家庭支援専門相談員及び調理員又はこれに代わるべき者を置かなければならない。

2　看護師の数は，7人以上とする。ただし，その1人を除き，保育士又は児童指導員をもつてこれに代えることができる。

（乳児院の長の資格等）

第22条の2　乳児院の長は，次の各号のいずれかに該当し，かつ，厚生労働大臣が指定する者が行う乳児院の運営に関し必要な知識を習得させるための研修を受けた者であつて，人格が高潔で識見が高く，乳児院を適切に運営する能力を有するものでなければならない。

一　医師であつて，小児保健に関して学識経験を有する者

二　社会福祉士の資格を有する者

三　乳児院の職員として3年以上勤務した者

四　都道府県知事（指定都市にあつては指定都市の市長とし，児童相談所設置市にあつては児童相談所設置市の市長とする。第27条の2第1項第四号，第28条第1号，第38条第2項第1号，第43条第1号，第82条第3号，第94条及び第96条を除き，以下同じ。）が前各号に掲げる者と同等以上の能力を有すると認める者であつて，次に掲げる期間の合計が3年以上であるもの又は厚生労働大臣が指定する講習会の課程を修了したもの

イ　法第12条の3第2項第4号に規定する児童福祉司（以下「児童福祉司」という。）となる資格を有する者にあつては，児童福祉事業（国，都道府県又は市町村の内部組織における児童福祉に関する事務を含む。）に従事した期間

ロ　社会福祉主事となる資格を有する者にあつては，社会福祉事業に従事した期間

ハ 社会福祉施設の職員として勤務した期間（イ又は
ロに掲げる期間に該当する期間を除く。）

2 乳児院の長は，2年に1回以上，その資質の向上の
ための厚生労働大臣が指定する者が行う研修を受けなけ
ればならない。ただし，やむを得ない理由があるときは，
この限りでない。

（養育）

第23条 乳児院における養育は，乳幼児の心身及び社会
性の健全な発達を促進し，その人格の形成に資するこ
ととなるものでなければならない。

2 養育の内容は，乳幼児の年齢及び発達の段階に応じ
て必要な授乳，食事，排泄，沐浴，入浴，外気浴，睡眠，
遊び及び運動のほか，健康状態の把握，第12条第1項
に規定する健康診断及び必要に応じ行う感染症等の予防
処置を含むものとする。

3 乳児院における家庭環境の調整は，乳幼児の家庭の
状況に応じ，親子関係の再構築等が図られるように行わ
なければならない。

（乳児の観察）

第24条 乳児院（乳幼児10人未満を入所させる乳児院
を除く。）においては，乳児が入所した日から，医師又
は嘱託医が適当と認めた期間，これを観察室に入室さ
せ，その心身の状況を観察しなければならない。

（自立支援計画の策定）

第24条の2 乳児院の長は，第23条第1項の目的を達
成するため，入所中の個々の乳幼児について，乳幼児
やその家庭の状況等を勘案して，その自立を支援する
ための計画を策定しなければならない。

（業務の質の評価等）

第24条の3 乳児院は，自らその行う法第37条に規定
する業務の質の評価を行うとともに，定期的に外部の
者による評価を受けて，それらの結果を公表し，常に
その改善を図らなければならない。

（関係機関との連携）

第25条 乳児院の長は，児童相談所及び必要に応じ児童
家庭支援センター，児童委員，保健所，市町村保健セ
ンター等関係機関と密接に連携して乳幼児の養育及び
家庭環境の調整に当たらなければならない。

（中略）

第5章 保育所

（設備の基準）

第32条 保育所の設備の基準は，次のとおりとする。

一 乳児又は満2歳に満たない幼児を入所させる保育所
には，乳児室又はほふく室，医務室，調理室及び便所
を設けること。

二 乳児室の面積は，乳児又は前号の幼児1人につき

1.65平方メートル以上であること。

三 ほふく室の面積は，乳児又は第1号の幼児1人につ
き3.3平方メートル以上であること。

四 乳児室又はほふく室には，保育に必要な用具を備え
ること。

五 満2歳以上の幼児を入所させる保育所には，保育室
又は遊戯室，屋外遊戯場（保育所の付近にある屋外遊
戯場に代わるべき場所を含む。次号において同じ。），
調理室及び便所を設けること。

六 保育室又は遊戯室の面積は，前号の幼児1人につき
1.98平方メートル以上，屋外遊戯場の面積は，前号
の幼児1人につき3.3平方メートル以上であること。

七 保育室又は遊戯室には，保育に必要な用具を備える
こと。

八 乳児室，ほふく室，保育室又は遊戯室（以下「保育
室等」という。）を2階に設ける建物は，次のイ，ロ
及びへの要件に，保育室等を3階以上に設ける建物は，
次のロからチまでの要件に該当するものであること。

イ 建築基準法（昭和25年法律第201号）第2条第
9号の2に規定する耐火建築物又は同条第9号の3
に規定する準耐火建築物（同号ロに該当するもの
を除く。）であること。

ロ 保育室等が設けられている次の表の上欄に掲げる
階に応じ，同表の中欄に掲げる区分ごとに，それぞ
れ同表の下欄に掲げる施設又は設備が一以上設けら
れていること。

ハ ロに掲げる施設及び設備が避難上有効な位置に設
けられ，かつ，保育室等の各部分からその一に至る
歩行距離が30メートル以下となるように設けられ
ていること。

ニ 保育所の調理室（次に掲げる要件のいずれかに該
当するものを除く。2において同じ。）以外の部分
と保育所の調理室の部分が建築基準法第2条第7号
に規定する耐火構造の床若しくは壁又は建築基準法
施行令第112条第1項 に規定する特定防火設備で
区画されていること。この場合において，換気，暖
房又は冷房の設備の風道が，当該床若しくは壁を貫
通する部分又はこれに近接する部分に防火上有効に
ダンパーが設けられていること。

(1) スプリンクラー設備その他これに類するもので
自動式のものが設けられていること。

(2) 調理用器具の種類に応じて有効な自動消火装置
が設けられ，かつ，当該調理室の外部への延焼を
防止するために必要な措置が講じられているこ
と。

ホ 保育所の壁及び天井の室内に面する部分の仕上げ
を不燃材料でしていること。

ヘ　保育室等その他乳幼児が出入し，又は通行する場所に，乳幼児の転落事故を防止する設備が設けられていること。

ト　非常警報器具又は非常警報設備及び消防機関へ火災を通報する設備が設けられていること。

チ　保育所のカーテン，敷物，建具等で可燃性のものについて防炎処理が施されていること。

（保育所の設備の基準の特例）

第32条の2　次の各号に掲げる要件を満たす保育所は，第11条第1項の規定にかかわらず，当該保育所の満3歳以上の幼児に対する食事の提供について，当該保育所外で調理し搬入する方法により行うことができる。この場合において，当該保育所は，当該食事の提供について当該方法によることとしてもなお当該保育所において行うことが必要な調理のための加熱，保存等の調理機能を有する設備を備えるものとする。

一　幼児に対する食事の提供の責任が当該保育所にあり，その管理者が，衛生面，栄養面等業務上必要な注意を果たし得るような体制及び調理業務の受託者との契約内容が確保されていること。

二　当該保育所又は他の施設，保健所，市町村等の栄養士により，献立等について栄養の観点からの指導が受けられる体制にある等，栄養士による必要な配慮が行われること。

三　調理業務の受託者を，当該保育所における給食の趣旨を十分に認識し，衛生面，栄養面等，調理業務を適切に遂行できる能力を有する者とすること。

四　幼児の年齢及び発達の段階並びに健康状態に応じた食事の提供や，アレルギー，アトピー等への配慮，必要な栄養素量の給与等，幼児の食事の内容，回数及び時機に適切に応じることができること。

五　食を通じた乳幼児の健全育成を図る観点から，乳幼児の発育及び発達の過程に応じて食に関し配慮すべき事項を定めた食育に関する計画に基づき食事を提供するよう努めること。

（職　員）

第33条　保育所には，保育士（特区法第12条の4第5項に規定する事業実施区域内にある保育所にあつては，保育士又は当該事業実施区域に係る国家戦略特別区域限定保育士。次項において同じ。），嘱託医及び調理員を置かなければならない。ただし，調理業務の全部を委託する施設にあつては，調理員を置かないことができる。

2　保育士の数は，乳児おおむね3人につき1人以上，満1歳以上満3歳に満たない幼児おおむね6人につき1人以上，満3歳以上満4歳に満たない幼児おおむね20人につき1人以上，満4歳以上の幼児おおむね30人に

つき1人以上とする。ただし，保育所1につき2人を下ることはできない。

（保育時間）

第34条　保育所における保育時間は，1日につき8時間を原則とし，その地方における乳幼児の保護者の労働時間その他家庭の状況等を考慮して，保育所の長がこれを定める。

（保育の内容）

第35条　保育所における保育は，養護及び教育を一体的に行うことをその特性とし，その内容については，厚生労働大臣が定める指針に従う。

（保護者との連絡）

第36条　保育所の長は，常に入所している乳幼児の保護者と密接な連絡をとり，保育の内容等につき，その保護者の理解及び協力を得るよう努めなければならない。

（業務の質の評価等）

第36条の2　保育所は，自らその行う法第39条に規定する業務の質の評価を行い，常にその改善を図らなければならない。

2　保育所は，定期的に外部の者による評価を受けて，それらの結果を公表し，常にその改善を図るよう努めなければならない。

（中略）

第7章　児童養護施設

（設備の基準）

第41条　児童養護施設の設備の基準は，次のとおりとする。

一　児童の居室，相談室，調理室，浴室及び便所を設けること。

二　児童の居室の一室の定員は，これを4人以下とし，その面積は，1人につき4.95平方メートル以上とすること。ただし，乳幼児のみの居室の1室の定員は，これを6人以下とし，その面積は，1人につき3.3平方メートル以上とする。

三　入所している児童の年齢等に応じ，男子と女子の居室を別にすること。

四　便所は，男子用と女子用とを別にすること。ただし，少数の児童を対象として設けるときは，この限りでない。

五　児童30人以上を入所させる児童養護施設には，医務室及び静養室を設けること。

六　入所している児童の年齢，適性等に応じ職業指導に必要な設備（以下「職業指導に必要な設備」という。）を設けること。

（職　員）

第42条　児童養護施設には，児童指導員，嘱託医，保育士（特区法第12条の4第5項に規定する事業実施区域内にある児童養護施設にあつては，保育士又は当該

事業実施区域に係る国家戦略特別区域限定保育士。第6項及び第46条において同じ。），個別対応職員，家庭支援専門相談員，栄養士及び調理員並びに乳児が入所している施設にあつては看護師を置かなければならない。ただし，児童40人以下を入所させる施設にあつては栄養士を，調理業務の全部を委託する施設にあつては調理員を置かないことができる。

2　家庭支援専門相談員は，社会福祉士若しくは精神保健福祉士の資格を有する者，児童養護施設において児童の指導に5年以上従事した者又は法第13条第3項各号のいずれかに該当する者でなければならない。

3　心理療法を行う必要があると認められる児童10人以上に心理療法を行う場合には，心理療法担当職員を置かなければならない。

4　心理療法担当職員は，学校教育法の規定による大学の学部で，心理学を専修する学科若しくはこれに相当する課程を修めて卒業した者であつて，個人及び集団心理療法の技術を有するもの又はこれと同等以上の能力を有すると認められる者でなければならない。

5　実習設備を設けて職業指導を行う場合には，職業指導員を置かなければならない。

6　児童指導員及び保育士の総数は，通じて，満2歳に満たない幼児おおむね1.6人につき1人以上，満2歳以上満3歳に満たない幼児おおむね2人につき1人以上，満3歳以上の幼児おおむね4人につき1人以上，少年おおむね5.5人につき1人以上とする。ただし，児童45人以下を入所させる施設にあつては，更に1人以上を加えるものとする。

7　看護師の数は，乳児おおむね1.6人につき1人以上とする。ただし，1人を下ることはできない。

（児童養護施設の長の資格等）

第42条の2　児童養護施設の長は，次の各号のいずれかに該当し，かつ，厚生労働大臣が指定する者が行う児童養護施設の運営に関し必要な知識を習得させるための研修を受けた者であつて，人格が高潔で識見が高く，児童養護施設を適切に運営する能力を有するものでなければならない。

一　医師であつて，精神保健又は小児保健に関して学識経験を有する者

二　社会福祉士の資格を有する者

三　児童養護施設の職員として3年以上勤務した者

四　都道府県知事が前各号に掲げる者と同等以上の能力を有すると認める者であつて，次に掲げる期間の合計が3年以上であるもの又は厚生労働大臣が指定する講習会の課程を修了したもの

　イ　児童福祉司となる資格を有する者にあつては，児童福祉事業（国，都道府県又は市町村の内部組織に

おける児童福祉に関する事務を含む。）に従事した期間

　ロ　社会福祉主事となる資格を有する者にあつては，社会福祉事業に従事した期間

　ハ　社会福祉施設の職員として勤務した期間（イ又はロに掲げる期間に該当する期間を除く。）

2　児童養護施設の長は，2年に1回以上，その資質の向上のための厚生労働大臣が指定する者が行う研修を受けなければならない。ただし，やむを得ない理由があるときは，この限りでない。

（児童指導員の資格）

第43条　児童指導員は，次の各号のいずれかに該当する者でなければならない。

一　都道府県知事の指定する児童福祉施設の職員を養成する学校その他の養成施設を卒業した者

二　社会福祉士の資格を有する者

三　精神保健福祉士の資格を有する者

四　学校教育法の規定による大学の学部で，社会福祉学，心理学，教育学若しくは社会学を専修する学科又はこれらに相当する課程を修めて卒業した者

五　学校教育法の規定による大学の学部で，社会福祉学，心理学，教育学又は社会学に関する科目の単位を優秀な成績で修得したことにより，同法第102条第2項の規定により大学院への入学を認められた者

六　学校教育法の規定による大学院において，社会福祉学，心理学，教育学若しくは社会学を専攻する研究科又はこれらに相当する課程を修めて卒業した者

七　外国の大学において，社会福祉学，心理学，教育学若しくは社会学を専修する学科又はこれらに相当する課程を修めて卒業した者

八　学校教育法の規定による高等学校若しくは中等教育学校を卒業した者，同法第90条第2項の規定により大学への入学を認められた者若しくは通常の課程による12年の学校教育を修了した者（通常の課程以外の課程によりこれに相当する学校教育を修了した者を含む。）又は文部科学大臣がこれと同等以上の資格を有すると認定した者であつて，2年以上児童福祉事業に従事したもの

九　学校教育法の規定により，小学校，中学校，義務教育学校，高等学校又は中等教育学校の教諭となる資格を有する者であつて，都道府県知事が適当と認めたもの

十　3年以上児童福祉事業に従事した者であつて，都道府県知事が適当と認めたもの

2　前項第1号の指定は，児童福祉法施行規則（昭和23年厚生省令第11号）別表に定める教育内容に適合する学校又は施設について行うものとする。

（養 護）

第44条 児童養護施設における養護は，児童に対して安定した生活環境を整えるとともに，生活指導，学習指導，職業指導及び家庭環境の調整を行いつつ児童を養育することにより，児童の心身の健やかな成長とその自立を支援することを目的として行わなければならない。

（生活指導，学習指導，職業指導及び家庭環境の調整）

第45条 児童養護施設における生活指導は，児童の自主性を尊重しつつ，基本的生活習慣を確立するとともに豊かな人間性及び社会性を養い，かつ，将来自立した生活を営むために必要な知識及び経験を得ることができるように行わなければならない。

2 児童養護施設における学習指導は，児童がその適性，能力等に応じた学習を行うことができるよう，適切な相談，助言，情報の提供等の支援により行わなければならない。

3 児童養護施設における職業指導は，勤労の基礎的な能力及び態度を育てるとともに，児童がその適性，能力等に応じた職業選択を行うことができるよう，適切な相談，助言，情報の提供等及び必要に応じ行う実習，講習等の支援により行わなければならない。

4 児童養護施設における家庭環境の調整は，児童の家庭の状況に応じ，親子関係の再構築等が図られるように行わなければならない。

（自立支援計画の策定）

第45条の2 児童養護施設の長は，第44条の目的を達成するため，入所中の個々の児童について，児童やその家庭の状況等を勘案して，その自立を支援するための計画を策定しなければならない。

（業務の質の評価等）

第45条の3 児童養護施設は，自らその行う法第41条に規定する業務の質の評価を行うとともに，定期的に外部の者による評価を受けて，それらの結果を公表し，常にその改善を図らなければならない。

（児童と起居を共にする職員）

第46条 児童養護施設の長は，児童指導員及び保育士のうち少なくとも一人を児童と起居を共にさせなければならない。

（関係機関との連携）

第47条 児童養護施設の長は，児童の通学する学校及び児童相談所並びに必要に応じ児童家庭支援センター，児童委員，公共職業安定所等関係機関と密接に連携して児童の指導及び家庭環境の調整に当たらなければならない。

第8章 福祉型障害児入所施設

（設備の基準）

第48条 福祉型障害児入所施設の設備の基準は，次のとおりとする。

一 児童の居室，調理室，浴室，便所，医務室及び静養室を設けること。ただし，児童30人未満を入所させる施設であつて主として知的障害のある児童を入所させるものにあつては医務室を，児童30人未満を入所させる施設であつて主として盲児又はろうあ児（以下「盲ろうあ児」という。）を入所させるものにあつては医務室及び静養室を設けないことができる。

二 主として知的障害のある児童を入所させる福祉型障害児入所施設には，職業指導に必要な設備を設けること。

三 主として盲児を入所させる福祉型障害児入所施設には，次の設備を設けること。

イ 遊戯室，訓練室，職業指導に必要な設備及び音楽に関する設備

ロ 浴室及び便所の手すり並びに特殊表示等身体の機能の不自由を助ける設備

四 主としてろうあ児を入所させる福祉型障害児入所施設には，遊戯室，訓練室，職業指導に必要な設備及び映像に関する設備を設けること。

五 主として肢体不自由のある児童を入所させる福祉型障害児入所施設には，次の設備を設けること。

イ 訓練室及び屋外訓練場

ロ 浴室及び便所の手すり等身体の機能の不自由を助ける設備

六 主として盲児を入所させる福祉型障害児入所施設又は主として肢体不自由のある児童を入所させる福祉型障害児入所施設においては，階段の傾斜を緩やかにすること。

七 児童の居室の一室の定員は，これを4人以下とし，その面積は，1人につき4.95平方メートル以上とすること。ただし，乳幼児のみの居室の1室の定員は，これを6人以下とし，その面積は，1人につき3.3平方メートル以上とする。

八 入所している児童の年齢等に応じ，男子と女子の居室を別にすること。

九 便所は，男子用と女子用とを別にすること。

（職 員）

第49条 主として知的障害のある児童（自閉症を主たる症状とする児童（以下「自閉症児」という。）を除く。次項及び第三項において同じ。）を入所させる福祉型障害児入所施設には，嘱託医，児童指導員，保育士（特区法第12条の4第5項に規定する事業実施区域内にある福祉型障害児入所施設にあつては，保育士又は当該事業実施区域に係る国家戦略特別区域限定保育士。以下この条において同じ。），栄養士，調理員及び児童発達支援管理責任者（障害児通所支援又は障害児入所

支援の提供の管理を行う者として厚生労働大臣が定めるものをいう。以下同じ。）を置かなければならない。ただし，児童40人以下を入所させる施設にあつては栄養士を，調理業務の全部を委託する施設にあつては調理員を置かないことができる。

2　主として知的障害のある児童を入所させる福祉型障害児入所施設の嘱託医は，精神科又は小児科の診療に相当の経験を有する者でなければならない。

3　主として知的障害のある児童を入所させる福祉型障害児入所施設の児童指導員及び保育士の総数は，通じておおむね児童の数を4.3で除して得た数以上とする。ただし，児童30人以下を入所させる施設にあつては，更に1以上を加えるものとする。

4　主として自閉症児を入所させる福祉型障害児入所施設には，第1項に規定する職員並びに医師及び看護師を置かなければならない。ただし，児童40人以下を入所させる施設にあつては栄養士を，調理業務の全部を委託する施設にあつては調理員を置かないことができる。

5　主として自閉症児を入所させる福祉型障害児入所施設の嘱託医については，第2項の規定を準用する。

6　主として自閉症児を入所させる福祉型障害児入所施設の児童指導員及び保育士の総数については，第3項の規定を準用する。

7　主として自閉症児を入所させる福祉型障害児入所施設の医師は，児童を対象とする精神科の診療に相当の経験を有する者でなければならない。

8　主として自閉症児を入所させる福祉型障害児入所施設の看護師の数は，児童おおむね20人につき1人以上とする。

9　主として盲ろうあ児を入所させる福祉型障害児入所施設については，第1項の規定を準用する。

10　主として盲ろうあ児を入所させる福祉型障害児入所施設の嘱託医は，眼科又は耳鼻咽喉科の診療に相当の経験を有する者でなければならない。

11　主として盲ろうあ児を入所させる福祉型障害児入所施設の児童指導員及び保育士の総数は，通じて，乳幼児おおむね4人につき1人以上，少年おおむね5人につき1人以上とする。ただし，児童35人以下を入所させる施設にあつては，更に一人以上を加えるものとする。

12　主として肢体不自由のある児童を入所させる福祉型障害児入所施設には，第1項に規定する職員及び看護師を置かなければならない。ただし，児童40人以下を入所させる施設にあつては栄養士を，調理業務の全部を委託する施設にあつては調理員を置かないことができる。

13　主として肢体不自由のある児童を入所させる福祉型障害児入所施設の児童指導員及び保育士の総数は，通じておおむね児童の数を3.5で除して得た数以上とする。

14　心理指導を行う必要があると認められる児童5人以上に心理指導を行う場合には心理指導担当職員を，職業指導を行う場合には職業指導員を置かなければならない。

15　心理指導担当職員は，学校教育法 の規定による大学の学部で，心理学を専修する学科若しくはこれに相当する課程を修めて卒業した者であつて，個人及び集団心理療法の技術を有するもの又はこれと同等以上の能力を有すると認められる者でなければならない。

（生活指導及び学習指導）

第50条　福祉型障害児入所施設における生活指導は，児童が日常の起居の間に，当該福祉型障害児入所施設を退所した後，できる限り社会に適応するようこれを行わなければならない。

2　福祉型障害児入所施設における学習指導については，第45条第2項の規定を準用する。

（職業指導を行うに当たつて遵守すべき事項）

第51条　福祉型障害児入所施設における職業指導は，児童の適性に応じ，児童が将来できる限り健全な社会生活を営むことができるようこれを行わなければならない。

2　前項に規定するほか，福祉型障害児入所施設における職業指導については，第45条第3項の規定を準用する。

（入所支援計画の作成）

第52条　福祉型障害児入所施設の長は，児童の保護者及び児童の意向，児童の適性，児童の障害の特性その他の事情を踏まえた計画を作成し，これに基づき児童に対して障害児入所支援を提供するとともに，その効果について継続的な評価を実施することその他の措置を講ずることにより児童に対して適切かつ効果的に障害児入所支援を提供しなければならない。

（児童と起居を共にする職員）

第53条　福祉型障害児入所施設（主として盲ろうあ児を入所させる福祉型障害児入所施設を除く。）については，第46条の規定を準用する。

（保護者等との連絡）

第54条　福祉型障害児入所施設の長は，児童の保護者に児童の性質及び能力を説明するとともに，児童の通学する学校及び必要に応じ当該児童を取り扱つた児童福祉司又は児童委員と常に密接な連絡をとり，児童の生活指導，学習指導及び職業指導につき，その協力を求めなければならない。

（心理学的及び精神医学的診査）

第55条　主として知的障害のある児童を入所させる福祉型障害児入所施設においては，入所している児童を適切に保護するため，随時心理学的及び精神医学的診査を行わなければならない。ただし，児童の福祉に有害な実験にわたつてはならない。

（入所した児童に対する健康診断）

第56条 主として盲ろうあ児を入所させる福祉型障害児入所施設においては，第12条第1項に規定する入所時の健康診断に当たり，特に盲ろうあの原因及び機能障害の状況を精密に診断し，治療可能な者については，できる限り治療しなければならない。

2 主として肢体不自由のある児童を入所させる福祉型障害児入所施設においては，第12条第1項に規定する入所時の健康診断に当たり，整形外科的診断により肢体の機能障害の原因及びその状況を精密に診断し，入所を継続するか否かを考慮しなければならない。

第8章の2　医療型障害児入所施設

（設備の基準）

第57条 医療型障害児入所施設の設備の基準は，次のとおりとする。

一 医療型障害児入所施設には，医療法に規定する病院として必要な設備のほか，訓練室及び浴室を設けること。

二 主として自閉症児を入所させる医療型障害児入所施設には，静養室を設けること。

三 主として肢体不自由のある児童を入所させる医療型障害児入所施設には，屋外訓練場，ギプス室，特殊手工芸等の作業を指導するに必要な設備，義肢装具を製作する設備を設けること。ただし，義肢装具を製作する設備は，他に適当な設備がある場合は，これを設けることを要しないこと。

四 主として肢体不自由のある児童を入所させる医療型障害児入所施設においては，階段の傾斜を緩やかにするほか，浴室及び便所の手すり等身体の機能の不自由を助ける設備を設けること。

（職　員）

第58条 主として自閉症児を入所させる医療型障害児入所施設には，医療法に規定する病院として必要な職員のほか，児童指導員，保育士（特区法第12条の4第5項に規定する事業実施区域内にある医療型障害児入所施設にあつては，保育士又は当該事業実施区域に係る国家戦略特別区域限定保育士。次項及び第5項において同じ。）及び児童発達支援管理責任者を置かなければならない。

2 主として自閉症児を入所させる医療型障害児入所施設の児童指導員及び保育士の総数は，通じておおむね児童の数6.7で除して得た数以上とする。

3 主として肢体不自由のある児童を入所させる医療型障害児入所施設には，第1項に規定する職員及び理学療法士又は作業療法士を置かなければならない。

4 主として肢体不自由のある児童を入所させる医療型障害児入所施設の長及び医師は，肢体の機能の不自由な者の療育に関して相当の経験を有する医師でなければならない。

5 主として肢体不自由のある児童を入所させる医療型障害児入所施設の児童指導員及び保育士の総数は，通じて，乳幼児おおむね10人につき1人以上，少年おおむね20人につき1人以上とする。

6 主として重症心身障害児（法第7条第2項に規定する重症心身障害児をいう。以下同じ。）を入所させる医療型障害児入所施設には，第3項に規定する職員及び心理指導を担当する職員を置かなければならない。

7 主として重症心身障害児を入所させる医療型障害児入所施設の長及び医師は，内科，精神科，医療法施行令（昭和23年政令第326号）第3条の2第1項第1号ハ及びニ(2)の規定により神経と組み合わせた名称を診療科名とする診療科，小児科，外科，整形外科又はリハビリテーション科の診療に相当の経験を有する医師でなければならない。

（心理学的及び精神医学的診査）

第59条 主として自閉症児を入所させる医療型障害児入所施設における心理学的及び精神医学的診査については，第55条の規定を準用する。

（入所した児童に対する健康診断）

第60条 主として肢体不自由のある児童を入所させる医療型障害児入所施設においては，第12条第1項に規定する入所時の健康診断に当たり，整形外科的診断により肢体の機能障害の原因及びその状況を精密に診断し，入所を継続するか否かを考慮しなければならない。

（児童と起居を共にする職員等）

第61条 医療型障害児入所施設（主として重症心身障害児を入所させる施設を除く。以下この項において同じ。）における児童と起居を共にする職員，生活指導，学習指導及び職業指導並びに医療型障害児入所施設の長の保護者等との連絡については，第46条，第50条，第51条及び第54条の規定を準用する。

2 医療型障害児入所施設の長の計画の作成については，第52条の規定を準用する。

（後略）

資　　料　　153

児童福祉施設等における児童の安全の確保について（抜粋）

平成 13 年 6 月 15 日　雇児総発第 402 号

記

1　児童福祉施設等については，従来から，地域に開かれた施設づくりを推進してきており，地域のボランティア，保護者，関係団体等の協力も得つつ，地域と一体となって児童の安全確保に努めること。
　地域に開かれた施設づくりは，危険に関する情報の収集や緊急時の支援にもつながることから，徒らに施設開放に消極的にならないよう留意すること。
2　児童福祉施設等の児童の安全の確保については，都道府県，市町村と各施設等が一体となって対策を検討すること。
3　点検項目については，標準的なガイドラインとして策定したものであり，実施に当たっては，地域や施設の実情に応じて適宜追加・修正して差し支えないこと。

児童福祉施設・事業（通所型）における点検項目

1　日常の安全管理

（職員の共通理解と所内体制）
○安全管理に関し，職員会議等で取り上げるなど，職員の共通理解を図っているか。
○児童の安全管理に関して，職員の役割を明確にし，協力体制のもと事故防止にあたっているか。
○職員体制が手薄の時は，特に安全に対し注意しているか。
○万一の場合の避難場所や保護者・関係機関等への連絡方法を職員に周知しているか。
○来訪者用の入口・受付を明示し，外部からの人の出入りを確認しているか。
○防災・防犯のための避難訓練等を実施しているか。
（関係機関等との連携）
○市町村の施設・事業所管課，警察署，児童相談所，保健所等関係機関や民生・児童委員，地域団体と連絡を取り，連携して情報を共有できる体制となっているか。
○関係機関からの注意依頼文書を配布・掲示するなど周知徹底しているか。
○近隣の個人，保育所，幼稚園，学校等と相互に情報交換する関係になっているか。
（施設・事業者と保護者の取り組み）
○児童に対し，犯罪や事故から身を守るため，屋外活動に当たっての注意事項を職員が指導しているか。また，家庭でも話し合われるよう働きかけているか。
（施設設備面における安全確保）

○門，囲障，外灯，窓，出入口，避難口，鍵等の状況を点検しているか。
○危険な設備，場所等への囲障の設置，施錠等の状況を点検しているか。
○自動警報装置，防犯監視システム等を設置している場合は，作動状況の点検，警備会社等との連携体制を確認しているか。
（近隣地域の危険箇所の把握と対応）
○日頃から地域の安全に目を配り，危険箇所の把握に努めているか。
（保育所の通所時における安全確保）
○児童の送迎は原則として保護者が行うべきことを保護者に徹底しているか。
○ファミリー・サポート・センターやベビーシッターを利用する場合等保護者以外の者が迎えに来る場合，原則としてその都度職員が保護者に確認しているか。
（保育所・障害児通園施設の所外活動における安全確認）
○危険な場所，設備等を把握しているか。
○携帯電話等による連絡体制を確保しているか。
（保育所・障害児通園施設の安全に配慮した施設開放）
○施設開放時は，保護者に対して児童から目を離さないよう注意を喚起しているか。
（児童館・放課後児童クラブ児童の来所及び帰宅時における安全の確保）
○来所の利用児童について，保護者等への連絡先が把握されているか。
○児童の来所及び帰宅に関しては，地域の危険箇所を把握し，児童・保護者に注意を喚起しているか。
○児童が来所及び帰宅途上で犯罪，事故に遭遇した時，交番や「こども 110 番の家」等に緊急避難できるようあらかじめ児童・保護者に場所を周知しているか。
○放課後児童クラブの児童に関しては，安全な経路を通るよう指導しているか。

2　緊急時の安全確保

（不審者情報がある場合の連絡等の体制）
○施設周辺における不審者等の情報が入った場合に，次のような措置をとる体制を整備しているか。
　・職員間による状況認識の一致を図り，職員体制を確立する。
　・児童・保護者等の利用者に対して，情報を提供し，必要な場合には職員の指示に従うよう注意を喚起する。
　・警察に対しパトロールを要請する等警察と連携を図る。

・児童の安全確保のため，保護者や民生・児童委員，地域活動団体等の協力を得ている。

（不審者の立入りなど緊急時の体制）

○施設内に不審者が立ち入った場合など緊急時に備え，次のような体制を整備しているか。

　・直ちに職員が協力体制を取り，人身事故が起きないよう事態に対応する。・不審者に対し，施設外への立ち退きを要求する。

　・直ちに施設長を始め，職員に情報を伝達し，児童への注意喚起，児童の安全を確保し，避難誘導等を行う。

　・警察や施設・事業所管課，保護者等に対し，直ちに通報する。

（厚生労働省通知のうち児童福祉施設・事業（通所型）における点検項目のみ抜粋）

児童虐待の防止等に関する法律（抄）

平成 12 年 5 月 24 日　法律第 82 号
最終改正：平成 19 年 6 月 1 日　法律第 73 号

（目　的）

第 1 条　この法律は，児童虐待が児童の人権を著しく侵害し，その心身の成長及び人格の形成に重大な影響を与えるとともに，我が国における将来の世代の育成にも懸念を及ぼすことにかんがみ，児童に対する虐待の禁止，児童虐待の予防及び早期発見その他の児童虐待の防止に関する国及び地方公共団体の責務，児童虐待を受けた児童の保護及び自立の支援のための措置等を定めることにより，児童虐待の防止等に関する施策を促進し，もって児童の権利利益の擁護に資することを目的とする。

（児童虐待の定義）

第 2 条　この法律において，「児童虐待」とは，保護者（親権を行う者，未成年後見人その他の者で，児童を現に監護するものをいう。以下同じ。）がその監護する児童（18 歳に満たない者をいう。以下同じ。）について行う次に掲げる行為をいう。

　1　児童の身体に外傷が生じ，又は生じるおそれのある暴行を加えること。

　2　児童にわいせつな行為をすること又は児童をしてわいせつな行為をさせること。

　3　児童の心身の正常な発達を妨げるような著しい減食又は長時間の放置，保護者以外の同居人による前 2 号又は次号に掲げる行為と同様の行為の放置その他の保護者としての監護を著しく怠ること。

　4　児童に対する著しい暴言又は著しく拒絶的な対応，児童が同居する家庭における配偶者に対する暴力（配偶者（婚姻の届出をしていないが，事実上婚姻関係と同様の事情にある者を含む。）の身体に対する不法な攻撃であって生命又は身体に危害を及ぼすもの及びこれに準ずる心身に有害な影響を及ぼす言動をいう。）その他の児童に著しい心理的外傷を与える言動を行うこと。

（児童虐待の早期発見等）

第 5 条　学校，児童福祉施設，病院その他児童の福祉に業務上関係のある団体及び学校の教職員，児童福祉施設の職員，医師，保健師，弁護士その他児童の福祉に職務上関係のある者は，児童虐待を発見しやすい立場にあることを自覚し，児童虐待の早期発見に努めなければならない。

　2　前項に規定する者は，児童虐待の予防その他の児童虐待の防止並びに児童虐待を受けた児童の保護及び自立の支援に関する国及び地方公共団体の施策に協力するよう努めなければならない。

　3　学校及び児童福祉施設は，児童及び保護者に対して，児童虐待の防止のための教育又は啓発に努めなければならない。

（児童虐待に係る通告）

第 6 条　児童虐待を受けたと思われる児童を発見した者は，速やかに，これを市町村，都道府県の設置する福祉事務所若しくは児童相談所又は児童委員を介して市町村，都道府県の設置する福祉事務所若しくは児童相談所に通告しなければならない。

　2　前項の規定による通告は，児童福祉法（昭和 22 年法律第 164 号）第 25 条第 1 項の規定による通告とみなして，同法の規定を適用する。

　3　刑法（明治 40 年法律第 45 号）の秘密漏示罪の規定その他の守秘義務に関する法律の規定は，第 1 項の規定による通告をする義務の遵守を妨げるものと解釈してはならない。

（通告又は送致を受けた場合の措置）

第 8 条　市町村又は都道府県の設置する福祉事務所が第 6 条第 1 項の規定による通告を受けたときは，市町村又は福祉事務所の長は，必要に応じ近隣住民，学校の教職員，児童福祉施設の職員その他の者の協力を得つつ，当該児童との面会その他の当該児童の安全の確認を行うための措置を講ずるとともに，必要に応じ次に掲げる措置を採

るものとする。

1 児童福祉法第25条の7第1項第1号若しくは第2項第1号 又は第25条の8第1号の規定により当該児童を児童相談所に送致すること。

2 当該児童のうち次条第1項の規定による出頭の求め及び調査若しくは質問，第9条第1項の規定による立入り及び調査若しくは質問又は児童福祉法第33条第1項 若しくは第2項の規定による一時保護の実施が適当であると認めるものを都道府県知事又は児童相談所長へ通知すること。

2 児童相談所が第6条第1項の規定による通告又は児童福祉法第25条の7第1項第1号若しくは第2項第1号若しくは第25条の8第1号の規定による送致を受けたときは，児童相談所長は，必要に応じ近隣住民，学校の教職員，児童福祉施設の職員その他の者の協力を得つつ，当該児童との面会その他の当該児童の安全の確認を行うための措置を講ずるとともに，必要に応じ同法第33条第1項の規定により当該児童の一時保護を行い，又は適当な者に委託して，当該一時保護を行わせるものとする。

3 前2項の児童の安全の確認を行うための措置，児童相談所への送致又は一時保護を行う者は，速やかにこれを行うものとする。

(出頭要求等)

第8条の2 都道府県知事は，児童虐待が行われているおそれがあると認めるときは，当該児童の保護者に対し，当該児童を同伴して出頭することを求め，児童委員又は児童の福祉に関する事務に従事する職員をして，必要な調査又は質問をさせることができる。この場合においては，その身分を証明する証票を携帯させ，関係者の請求があったときは，これを提示させなければならない。

2 都道府県知事は，前項の規定により当該児童の保護者の出頭を求めようとするときは，厚生労働省令で定めるところにより，当該保護者に対し，出頭を求める理由となった事実の内容，出頭を求める日時及び場所，同伴すべき児童の氏名その他必要な事項を記載した書面により告知しなければならない。

3 都道府県知事は，第1項の保護者が同項の規定による出頭の求めに応じない場合は，次条第1項の規定による児童委員又は児童の福祉に関する事務に従事する職員の立入り及び調査又は質問その他の必要な措置を講ずるものとする。

(立入調査等)

第9条 都道府県知事は，児童虐待が行われているおそれがあると認めるときは，児童委員又は児童の福祉に関する事務に従事する職員をして，児童の住所又は居所に立ち入り，必要な調査又は質問をさせることができる。こ

の場合においては，その身分を証明する証票を携帯させ，関係者の請求があったときは，これを提示させなければならない。

2 前項の規定による児童委員又は児童の福祉に関する事務に従事する職員の立入り及び調査又は質問は，児童福祉法第29条の規定による児童委員又は児童の福祉に関する事務に従事する職員の立入り及び調査又は質問とみなして，同法第61条の5の規定を適用する。

(再出頭要求等)

第9条の2 都道府県知事は，第8条の2第1項の保護者又は前条第1項の児童の保護者が正当な理由なく同項の規定による児童委員又は児童の福祉に関する事務に従事する職員の立入り又は調査を拒み，妨げ，又は忌避した場合において，児童虐待が行われているおそれがあると認めるときは，当該保護者に対し，当該児童を同伴して出頭することを求め，児童委員又は児童の福祉に関する事務に従事する職員をして，必要な調査又は質問をさせることができる。この場合においては，その身分を証明する証票を携帯させ，関係者の請求があったときは，これを提示させなければならない。

2 第8条の2第2項の規定は，前項の規定による出頭の求めについて準用する。

(臨検，捜索等)

第9条の3 都道府県知事は，第8条の2第1項の保護者又は第9条第1項の児童の保護者が正当な理由なく同項の規定による児童委員又は児童の福祉に関する事務に従事する職員の立入り又は調査を拒み，妨げ，又は忌避した場合において，児童虐待が行われている疑いがあるときは，当該児童の安全の確認を行い，又はその安全を確保するため，児童の福祉に関する事務に従事する職員をして，当該児童の住所又は居所の所在地を管轄する地方裁判所，家庭裁判所又は簡易裁判所の裁判官があらかじめ発する許可状により，当該児童の住所若しくは居所に臨検させ，又は当該児童を捜索させることができる。

2 都道府県知事は，前項の規定による臨検又は捜索をさせるときは，児童の福祉に関する事務に従事する職員をして，必要な調査又は質問をさせることができる。

3 都道府県知事は，第1項の許可状（以下「許可状」という。）を請求する場合においては，児童虐待が行われている疑いがあると認められる資料，臨検させようとする住所又は居所に当該児童が現在すると認められる資料及び当該児童の保護者が第9条第1項の規定による立入り又は調査を拒み，妨げ，又は忌避したことを証する資料を提出しなければならない。

4 前項の請求があった場合においては，地方裁判所，家庭裁判所又は簡易裁判所の裁判官は，臨検すべき場所又は捜索すべき児童の氏名並びに有効期間，その期間経

過後は執行に着手することができずこれを返還しなければならない旨，交付の年月日及び裁判所名を記載し，自己の記名押印した許可状を都道府県知事に交付しなければならない。

5　都道府県知事は，許可状を児童の福祉に関する事務に従事する職員に交付して，第1項の規定による臨検又は捜索をさせるものとする。

6　第1項の規定による臨検又は捜索に係る制度は，児童虐待が保護者がその監護する児童に対して行うものであるために他人から認知されること及び児童がその被害から自ら逃れることが困難である等の特別の事情から児童の生命又は身体に重大な危険を生じさせるおそれがあることにかんがみ特に設けられたものであることを十分に踏まえた上で，適切に運用されなければならない。

（臨検又は捜索の夜間執行の制限）

第9条の4　前条第1項の規定による臨検又は捜索は，許可状に夜間でもすることができる旨の記載がなければ，日没から日の出までの間には，してはならない。

2　日没前に開始した前条第1項の規定による臨検又は捜索は，必要があると認めるときは，日没後まで継続することができる。

（許可状の提示）

第9条の5　第9条の3第1項の規定による臨検又は捜索の許可状は，これらの処分を受ける者に提示しなければならない。

（身分の証明）

第9条の6　児童の福祉に関する事務に従事する職員は，第9条の3第1項の規定による臨検若しくは捜索又は同条第2項の規定による調査若しくは質問（以下「臨検等」という。）をするときは，その身分を示す証票を携帯し，関係者の請求があったときは，これを提示しなければならない。

（臨検又は捜索に際しての必要な処分）

第9条の7　児童の福祉に関する事務に従事する職員は，第9条の3第1項の規定による臨検又は捜索をするに当たって必要があるときは，錠をはずし，その他必要な処分をすることができる。

（臨検等をする間の出入りの禁止）

第9条の8　児童の福祉に関する事務に従事する職員は，臨検等をする間は，何人に対しても，許可を受けないでその場所に出入りすることを禁止することができる。

（責任者等の立会い）

第9条の9　児童の福祉に関する事務に従事する職員は，第9条の3第1項の規定による臨検又は捜索をするときは，当該児童の住所若しくは居所の所有者若しくは管理者（これらの者の代表者，代理人その他これらの者に代わるべき者を含む。）又は同居の親族で成年に達した者

を立ち会わせなければならない。

2　前項の場合において，同項に規定する者を立ち会わせることができないときは，その隣人で成年に達した者又はその地の地方公共団体の職員を立ち会わせなければならない。

（警察署長に対する援助要請等）

第10条　児童相談所長は，第8条第2項の児童の安全の確認を行おうとする場合，又は同項の一時保護を行おうとし，若しくは行わせようとする場合において，これらの職務の執行に際し必要があると認めるときは，当該児童の住所又は居所の所在地を管轄する警察署長に対し援助を求めることができる。都道府県知事が，第九条第一項の規定による立入り及び調査若しくは質問をさせ，又は臨検等をさせようとする場合についても，同様とする。

2　児童相談所長又は都道府県知事は，児童の安全の確認及び安全の確保に万全を期する観点から，必要に応じ迅速かつ適切に，前項の規定により警察署長に対し援助を求めなければならない。

3　警察署長は，第一項の規定による援助の求めを受けた場合において，児童の生命又は身体の安全を確認し，又は確保するため必要と認めるときは，速やかに，所属の警察官に，同項の職務の執行を援助するために必要な警察官職務執行法（昭和23年法律第136号）その他の法令の定めるところによる措置を講じさせるよう努めなければならない。

（調　書）

第10条の2　児童の福祉に関する事務に従事する職員は，第9条の3第1項の規定による臨検又は捜索をしたときは，これらの処分をした年月日及びその結果を記載した調書を作成し，立会人に示し，当該立会人とともにこれに署名押印しなければならない。ただし，立会人が署名押印をせず，又は署名押印することができないときは，その旨を付記すれば足りる。

（都道府県知事への報告）

第10条の3　児童の福祉に関する事務に従事する職員は，臨検等を終えたときは，その結果を都道府県知事に報告しなければならない。

（行政手続法 の適用除外）

第10条の4　臨検等に係る処分については，行政手続法（平成5年法律第88号）第3章の規定は，適用しない。

（審査請求の制限）

第10条の5　臨検等に係る処分については，審査請求をすることができない。

（行政事件訴訟の制限）

第10条の6　臨検等に係る処分については，行政事件訴訟法（昭和37年法律第139号）第37条の4の規定による差止めの訴えを提起することができない。

さくいん

あ 行

アクシデント　30
アナフィラキシーショック　37, 54
アレルギー性疾患　113
暑さ指数　60
安全教育　28
育児用ミルク　99
一次救命処置　67
衣服・靴　110
衣服による事故　111
異物誤飲　42, 61
異物除去　46
医務室　19
インシデント　30
インフルエンザ　51
飲料水の管理　19
ウイルス性胃腸炎　43
打ち身　56
衛生管理　15
栄養士　122
エピペン　37, 114
応急手当　67
嘔吐　41
屋外遊戯場　20
おはしも　34
おむつ交換　95
おむつ交換台　17
おもちゃの衛生　23
温度　16

か 行

外気浴　109
開放骨折　54
蚊媒介感染　87
咬み傷　55
環境衛生・環境安全　123
看護師　122
観察室　19
間接圧迫止血　55
感染症　79

感染症の種類　84
既往児　39
気管支喘息　45, 115
危機管理　29
傷の危険性と応急手当　55
気道異物　46, 74
気道確保　70
救急処置　30, 67
教育・保育施設等における事故防止及び事故発生時の対応のためのガイドライン　37
胸骨圧迫　69
切り傷　55
記録　126
空気感染　86
靴の選び方　111
ケア　38
経口感染　86
経口補水液　41, 44
血液媒介感染　87
結核児童療育医療　132
月間保険計画　125
下痢　43
健康管理　123
健康教育　123
健康診査　131
健康診断　11, 122
口唇口蓋裂　119
骨折　66
子ども・子育て支援制度　134
子どもに起きやすい事故　54
子どもの救急法　67
子どもの死因　25
個の健康　10

さ 行

災害への備え　31
採光　16
刺し傷　55
3歳未満児の養護　92
3歳未満児への対応　90
次亜塩素酸ナトリウムの希釈方法　25
視覚・聴覚障害　118
歯科検診　13

止血　54
止血法　54
事故の要因　27
自己評価　126
肢体不自由児　118
湿度　16
児童虐待　129, 135
児童福祉施設の設備と運営に関する基準　15
自閉症スペクトラム　117
集団の保健　10
出席停止日数　85
授乳　101
小児慢性特定疾患治療研究事業　133
消毒　23
消毒液の種類と用途　24
嘱託医　122
職員間の連携　121
食事　98
食中毒　43
食物アレルギー　45, 49, 113
ショック　54
自立支援医療　133
人工栄養　99
人工呼吸　71
心疾患　115
腎疾患　116
新生児マス・スクリーニング検査　132
新生児聴覚スクリーニング検査　132
心肺蘇生法　67
水質検査　21
水痘　49
髄膜炎　41, 51
健やか親子21（第2次）　127
頭痛　51
砂場　20
すり傷　56
清潔　23
背負い方　93
咳　45
接触感染　86
洗浄　23

騒音　17
組織化　31

た 行

第一〜三種感染症　84
体温調節　38
第三者評価　126
体調不良　37
ダウン症候群　118
抱き方　92
脱臼　66
脱水症　39，40
知的障害　117
注意欠陥・多動性障害　117
中耳炎　51
中毒110番　61
肘内障　65
腸重積　41
調乳室　18
調理室　19
直接圧迫止血　55
突き指　65
つぶれた傷　56
手足口病　49
手洗い　22
手洗い場　18
定期検診　12
定期接種　83
低身長　116
低出生体重児の届け出および養育医
　療　132
手指の消毒　25
てんかん　112
伝染性紅斑　49
トイレ　18
糖尿病　116
頭部外傷　51，56
頭部打撲　56
動物飼育小屋　20
特殊ミルク　99

な 行

内分泌疾患　116
生ワクチン　83
乳児家庭全戸訪問事業　130

乳児室　17
入所前検診　12
任意接種　83
妊産婦と乳幼児の保健指導　130
妊婦健康診査　131
寝かせ方　93
熱傷　57
熱性痙攣　112
熱中症　40，58
年間保健計画　124
捻挫　66

は 行

排泄　95
排尿　97
背部叩打法　76
排便　98
はさんだ傷　56
発熱　38
鼻血　66
鼻の異物　64
歯ブラシ　23
歯みがきコップ　23
Ｂ型肝炎母子感染防止対策　133
避難訓練　33
飛沫感染　86
病児保育　135
ファーストエイド　38，67
風しん　49
プール　21
フォローアップミルク　99
不活化ワクチン・トキソイド　83
腹痛　47
腹部突き上げ法　75
不審者　35
便秘　48
保育施設のための防災ハンドブック
　32
保育所における自己評価ガイドライ
　ン　126
保育室　16
保育所で薬を与えること　52
保育所児童保育要録　137
保育中の事故　25
防災計画　33

保健活動　10
保健計画　122，123
保健室　19
保健指導　128
保健的環境　9
母子健康手帳　129
母子保健対策　127，128
母子保健法　128
発疹　49
母乳　98
ほふく室　17

ま 行

麻しん　49
耳の異物　64
ミルクの調乳　100
目の異物　62
免疫　38
沐浴　106
沐浴室　18

や 行

遊具の消毒　24
幼児食　105
幼稚園における学校評価ガイドライ
　ン　126
要保護児童対策地域協議会　136
溶連菌感染症　49
予防接種　79
与薬依頼表　53

ら 行

離乳　102
利用者支援事業　135
療養援護　132
冷却シート　39
冷凍母乳　99

ABC

ADHD　117
AED　30，67，72
CPR　67
RICE　65
WBGT　58

もくじ　　　159

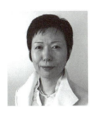
●編集　中根　淳子（なかね・じゅんこ）
1954 年生
聖路加看護大学衛生看護学部衛生看護学科
愛知淑徳大学大学院コミュニケーション研究科人間コミュニケーション専攻・学術修士
元・愛知医科大学看護学部　准教授
［著書等］　『子どもの保健』ななみ書房　2019（編著）
　　　　　　『新版 子どもの保健Ⅰ』『新版 子どもの保健Ⅱ』ななみ書房　2017（編著）
　　　　　　『小児保健』みらい　2010（編著）

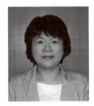
●編集　佐藤　直子（さとう・なおこ）
1966 年生
東京都立府中看護専門学校卒業後，都立駒込病院に勤務
平成4年から足立区立保育園看護師として勤務
日本保育保健協議会「保育所における保健予防対策についての調査研究」の研究協力員　感染症委員
　編集委員
足立区・子育てサポーター養成看護部門講師・園における食物アレルギー対応講師
［著書等］　『子どもの保健』ななみ書房　2019（編著）
　　　　　　『新版 子どもの保健Ⅰ』『新版 子どもの保健Ⅱ』ななみ書房　2017（共著）

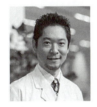
●北川　好郎（きたがわ・よしろう）
1975 年生
ながくて北川こどもクリニック　院長
愛知医科大学大学院医学研究科博士課程小児科学専攻修了・医学博士
元愛知医科大学病院・卒後臨床研修センター副センター長
元・あいち小児保健医療総合センター感染免疫科　医長
日本小児科学会認定小児科専門医・指導医
［著書等］　『子どもの保健』ななみ書房　2019（共著）
　　　　　　『新版 子どもの保健Ⅰ』『新版 子どもの保健Ⅱ』ななみ書房　2017（共著）

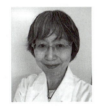
●濱口　典子（はまぐち　のりこ）
1955 年生
独立行政法人国立病院機構東名古屋病院小児科　医長
日本小児科学会認定小児科専門医
千葉大学医学部医学科卒・医学博士
［著書等］　『子どもの保健』ななみ書房　2019（共著）

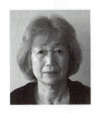
●森本恵美子（もりもと・えみこ）
1948 年生
聖路加看護大学衛生看護学部卒
元・大阪国際女子短期大学幼児教育科　教授
［著書等］　『新版 子どもの保健Ⅱ』ななみ書房　2017（共著）
　　　　　　『改訂 小児保健実習』ななみ書房　2009（共著）

［コラム］　　　　平岩清貴（みどりヶ丘歯科医院）
［イラスト］　　　マーブル・プランニング

子どもの健康と安全

2019 年 9 月 1 日　第 1 版第 1 刷発行

●編著者	中根淳子・佐藤直子
●発行者	長渡　晃
●発行所	有限会社　ななみ書房
	〒 252-0317　神奈川県相模原市南区御園 1-18-57
	TEL　042-740-0773
	http://773books.jp
●絵・デザイン	磯部錦司・内海　亨
●印刷・製本	協友印刷株式会社

©2019　J.Nakane, N.Sato,
ISBN978-4-903355-81-8
Printed in Japan

定価は表紙に記載してあります／乱丁本・落丁本はお取替えいたします

追加資料

『子どもの保健』『子どもの健康と安全』

〈2025年1月現在〉

2023年4月保育所の管轄を「こども家庭庁」に移管，2023年5月「保育所における感染症ガイドライン」一部改訂，2024年10月「予防接種スケジュール」更新，その他の変更に合わせて，資料の一部を修正いたしました。本文と合わせてご利用ください。

『子どもの保健』
  図1−1　母子保健対策の体系（p.11）
『国民衛生の動向2024/2025』では，母子保健施策について「母子保健対策の体系」の図を用いて解説をしていますが，2024年4月施行の改正児童福祉法により，図中の「子育て世代包括支援センター」は，児童福祉を担う「子ども家庭総合支援拠点」とともに，二つの機能を統合した「こども家庭センター」に移行しています。

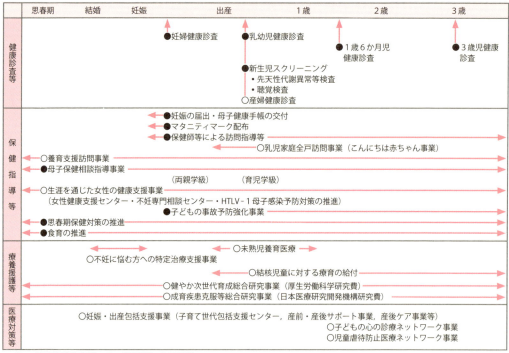

『子どもの保健』
　図１－３　こども家庭センターによる利用者への支援（p.16）
　（出典：こども家庭庁「子ども家庭センターについて」）

❶ 虐待の発生予防

　妊娠・出産・育児期の家庭では，産前産後の心身の不調や妊娠・出産・子育てに関する悩みを抱え，周囲の支えを必要としている場合がある。家庭で適切な支援を受けられず，痛ましい児童虐待に至ってしまうことのないよう，妊娠・出産・育児まで親子を切れ目なく支援するとともに，保健・医療・福祉・保育・教育など親子に関わる多くの機関の連携をはかることを目的として，2024年から「子ども家庭センター」が設置された（図１－３）。

　すべての妊産婦・子育て世帯・こどもに対して母子保健及び児童福祉に関する包括的な支援を行う「子ども家庭センター」を設置することが市区町村の努力義務となり，虐待のリスクの有無にかかわらず，すべての妊産婦・乳幼児を支援する。これにより，ストレスを抱えて虐待のリスクが高い人たちに，どの時点でも支援の手を差し伸べることができる。

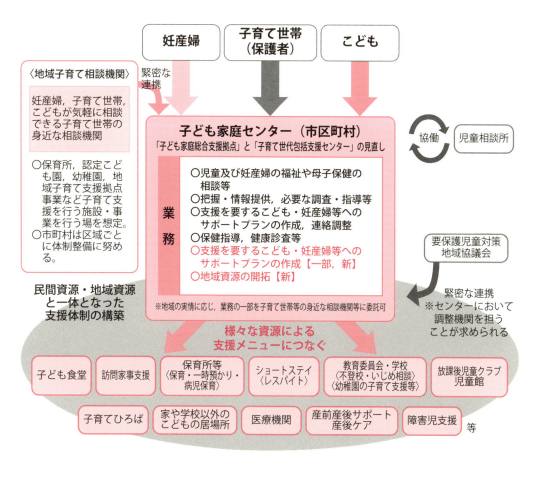

『子どもの保健』

表4－2　学校保健安全法施行規則第18条における感染症の種類（p.75）

表4－3　登園停止の期間（p.75）

（出典：こども家庭庁「保育所における感染症対策ガイドライン」2023年改訂版）

第一種感染症	エボラ出血熱，クリミア・コンゴ出血熱，痘瘡，南米出血熱，ペスト，マールブルグ病，ラッサ熱，急性灰白髄炎（ポリオ），ジフテリア，重症急性呼吸器症候群（SARS コロナウイルスによるもの），中東呼吸器症候群（MERS コロナウイルスによるもの），特定鳥インフルエンザ（感染症法第6条第3項第6号に規定する鳥インフルエンザ）
第二種感染症	インフルエンザ（特定鳥インフルエンザを除く），百日咳，麻しん，流行性耳下腺炎，風しん，水痘，咽頭結膜熱，新型コロナウイルス感染症，結核，侵襲性髄膜炎菌感染症（髄膜炎菌性髄膜炎）
第三種感染症	コレラ，細菌性赤痢，腸管出血性大腸菌感染症，腸チフス，パラチフス，流行性角結膜炎，急性出血性結膜炎，その他の感染症

第一種感染症	治癒するまで	
第二種感染症 （結核および髄膜炎菌性髄膜炎を除く）	病状により学校医その他の医師において感染のおそれがないと認めたときは，この限りではない。	
	インフルエンザ	発症した後5日，かつ幼児にあっては解熱した後3日（学童以上では2日）を経過するまで
	百日咳	特有の咳が消失するまで又は5日間の適正な薬による治療が終了するまで
	麻しん （はしか）	解熱した後3日を経過するまで
	流行性耳下腺炎 （おたふくかぜ）	耳下腺などの腫れが出現した後5日を経過し，かつ全身状態が良好になるまで
	風しん （三日ばしか）	発疹が消失するまで
	水痘 （水ぼうそう）	全ての発疹がかさぶたになるまで
	咽頭結膜熱	主要症状が消失した後2日を経過するまで
	新型コロナウイルス	発症した後5日，かつ症状が軽快した後1日を経過するまで
第三種感染症 （結核および髄膜炎菌性髄膜炎を含む）	病状により学校医その他の医師において感染のおそれがないと認めるまで	

『子どもの保健』
　表4－4　日本の定期／任意予防接種スケジュール（p.76）

『子どもの健康と安全』
　表4－1　日本の定期／任意予防接種スケジュール（p.80）

　大切な子どもを VPD から守るために，予防接種はできるだけベストのタイミングで受けたいものです。子どもの予防接種に関しては、地域ごとの接種方法や VPD の流行状況に応じて，かかりつけ医とご相談のうえスケジュールを立てましょう。予防接種スケジュールは定期的に更新されています。最新のものを下記のサイトによりご確認ください。

● 国立感染症研究所
　　https://www.niid.go.jp/niid/ja/vaccine-j/2525-v-schedule.html

- VPD とは、Vaccine Preventable Diseases の略です。
    - Vaccine（ヴァクシーン）＝ワクチン
    - Preventable（プリヴェンタブル）＝防げる
    - Diseases（ディジージズ）＝病気
    つまり、VPD とは「ワクチンで防げる病気」のこと。

『子どもの健康と安全』
　図3-10　主に市民が行う一次救命処置（BLS）の手順（p.68）
　（出典：日本蘇生協議会監修「JRC蘇生ガイドライン　2020」p.20）

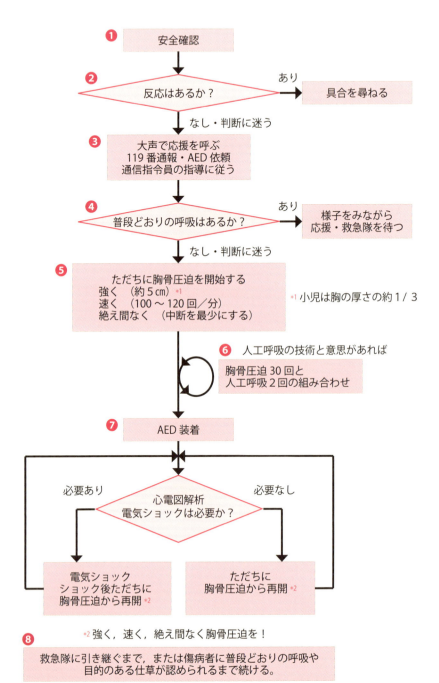

『子どもの健康と安全』

　表４－２　学校保健安全法施行規則第18条における感染症の種類（p.84）

　表４－３　登園停止の期間（p.85）

　（出典：こども家庭庁「保育所における感染症対策ガイドライン」2023年改訂版）

第一種感染症	エボラ出血熱，クリミア・コンゴ出血熱，痘瘡，南米出血熱，ペスト，マールブルグ病，ラッサ熱，急性灰白髄炎（ポリオ），ジフテリア，重症急性呼吸器症候群（SARS コロナウイルスによるもの），中東呼吸器症候群（MERS コロナウイルスによるもの），特定鳥インフルエンザ（感染症法第６条第３項第６号に規定する鳥インフルエンザ）
第二種感染症	インフルエンザ（特定鳥インフルエンザを除く），百日咳，麻しん，流行性耳下腺炎，風しん，水痘，咽頭結膜熱，新型コロナウイルス感染症，結核，侵襲性髄膜炎菌感染症（髄膜炎菌性髄膜炎）
第三種感染症	コレラ，細菌性赤痢，腸管出血性大腸菌感染症，腸チフス，パラチフス，流行性角結膜炎，急性出血性結膜炎，その他の感染症

第一種感染症	治癒するまで	
第二種感染症（結核および髄膜炎菌性髄膜炎を除く）	病状により学校医その他の医師において感染のおそれがないと認めたときは，この限りではない。	
	インフルエンザ	発症した後５日，かつ幼児にあっては解熱した後３日（学童以上では２日）を経過するまで
	百日咳	特有の咳が消失するまで又は５日間の適正な薬による治療が終了するまで
	麻しん（はしか）	解熱した後３日を経過するまで
	流行性耳下腺炎（おたふくかぜ）	耳下腺などの腫れが出現した後５日を経過し，かつ全身状態が良好になるまで
	風しん（三日ばしか）	発疹が消失するまで
	水痘（水ぼうそう）	全ての発疹がかさぶたになるまで
	咽頭結膜熱	主要症状が消失した後２日を経過するまで
	新型コロナウイルス	発症した後５日，かつ症状が軽快した後１日を経過するまで
第三種感染症（結核および髄膜炎菌性髄膜炎を含む）	病状により学校医その他の医師において感染のおそれがないと認めるまで	

『子どもの健康と安全』
  図6-3　母子保健対策の体系（p.128）
『国民衛生の動向2024/2025』では，母子保健施策について「母子保健対策の体系」の図を用いて解説をしていますが，2024年4月施行の改正児童福祉法により，図中の「子育て世代包括支援センター」は，児童福祉を担う「子ども家庭総合支援拠点」とともに，二つの機能を統合した「こども家庭センター」に移行しています。

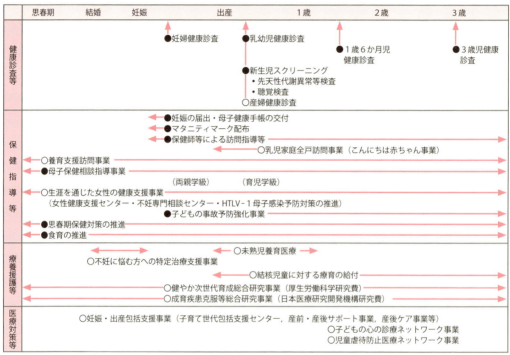